妇幼保健医师丛书

围婚期保健

主　编　苏穗青

副主编　朱承余　李　元

编者名单（按姓氏笔划）

马秀云　王瑞琴　孙永臻　朱承余

李　元　苏穗青　樊庆华

中国协和医科大学出版社

图书在版编目（CIP）数据

围婚期保健／苏穗青主编. —北京：中国协和医科大学出版社，2008.5

ISBN 978－7－81136－023－3

Ⅰ. 围… Ⅱ. 苏… Ⅲ. ①性知识 ②性卫生－基本知识 Ⅳ. R167 R169.1

中国版本图书馆 CIP 数据核字（2008）第 035295 号

妇幼保健医师丛书

——围婚期保健

主　　编：苏穗青

责任编辑：李春宇

出版发行：中国协和医科大学出版社

（北京东单三条九号　邮编 100730　电话 65260378）

网　　址：www. pumcp. com

经　　销：新华书店总店北京发行所

印　　刷：北京佳艺恒彩印刷有限公司

开　　本：850×1168　1/32开

印　　张：8.375

字　　数：168 千字

版　　次：2008 年 6 月第一版　2015年8月第二次印刷

定　　价：16.00 元

ISBN 978－7－81136－023－3

《妇幼保健医师丛书》
编写委员会

总 主 编： 王临虹

副总主编： 金　曦　王惠珊

顾　　问： 严仁英　胡亚美

委　　员：（按姓氏笔画排列）

王临虹　王惠珊　王　斌　刘筱娴　严仁英
苏穗青　杜玉开　李　芬　吴光弛　余小鸣
张　彤　张德英　张蕴璟　金　曦　周树森
项小英　胡仪吉　胡亚美　黄醒华　曹　彬
渠川琰　程利南　鲍秀兰　熊　庆　颜崇淮

丛书前言

近些年来，人群和社区服务的观点已成为医学模式转变过程中最关键的转变，这是不断满足人民群众日益增长的健康需求和更快更好地发展卫生事业的必然要求。妇幼卫生作为一门新兴的群体医学，具有不同于临床医疗、也不同于一般疾病预防的独特的学科特点，因而在增进人群健康和促进城乡社区卫生服务中有着不可替代的明显优势，它通过研究妇女儿童正常生理变化的规律及影响因素，采取技术策略和政策措施进行干预，并对干预效果进行评估与改进，达到提高妇女儿童整体健康水平的目的。其内容不仅涉及医学，也涉及社会科学的相关领域。妇幼卫生学科体系的建立和日臻完善，对于弥合近代预防医学和临床医学的裂痕，具有突破性的重大意义和深远影响。我们从事妇幼卫生管理和业务技术工作的同志，都应把学习放在突出位置，务必深刻认识我们立足和服务的这个领域，准确把握新时期妇幼卫生工作方针所赋予的工作内涵和重大任务，为建设学习型、创新型的妇幼卫生专业队伍和发展妇幼卫生事业共同做出不懈的努力。

经过多年建设，我国妇幼卫生服务机构和专业队伍已经初具规模。国家和各省（区、市）通过项目培训、专业教育和继续教育等多种途径，积极促进妇幼卫生队伍整体素质的提高。但由于基础条件等多种因素的限制，妇幼卫生队伍的知识结构和专业技能还不能适应广大妇女儿童的卫生保健需求，这在城乡基层尤其是边远贫困地区的基层表现得更为突出。广大妇幼卫生工作者在提高自身业务素质的各种努力中，迫切需要具有科学性、实用性和指导性的专业参考书籍，供他们学习使用。《妇幼保健医师丛书》的付梓问世，应当说是对这种学习愿望和迫切需要的一种满足。我相信，这套丛书一定会有助于广大妇幼卫生工作者丰富专业知识、提高基本技能，对于改善城乡基层妇幼卫生队伍的知识结构，增强服务能力，发挥应有的重要作用。

《妇幼保健医师丛书》是由中国疾病预防控制中心妇幼保健中心具体组织，国内相关专家共同参与编写的。这套丛书面向基层妇幼卫生队伍，汇集了诸多专家的智慧，也渗透了多年来开展妇幼卫生培训教育的经验与得失。因此，这套丛书的内容涉及了基层妇幼卫生工作的各主要领域，既有基本理论的简明介绍，也有基本技能和实际操作的具体指导，其科学性、针对性和实用性都很强，而且通俗易懂，便于学习，我希望各地妇幼卫生工作者能够充分利用这套丛书提高专业水平和为基层服务的能力，也希望这套丛书能够成为各地开展培训的参考教材。同时借此机会，对编著出版这套丛书的各位专家及有关同志表示衷心的谢意！

卫生部妇幼保健与社区卫生司

杨青

前 言

围婚期是人一生中重要的阶段，在心理和生理以及社会的适应能力方面都会产生一系列变化，这种变化对人们的生殖健康、孕育后代和今后的家庭生活起到连接和转化的作用。围婚期保健正是针对这一时期提供的以医疗保健、健康促进为主要目的和内容的服务。20 世纪 80 年代中期，我国以婚前保健、新婚保健以及孕前保健为主题的围婚期保健，在全国各地展开。1994 年颁布的《中华人民共和国母婴保健法》将婚前医学检查列为依法服务，更加明确了包含婚前医学检查、婚前卫生咨询以及婚前卫生指导为主要内涵的婚前保健的重要性。

当前，婚前保健在经历了由政府规定、行政要求转化为群众自愿的历程后，如何使这一项服务更能适应群众日益增长的保健需要，使婚前保健为群众接受，成为他们更加自觉的行动，这就要求提供婚前保健的医疗机构和人员，必须认真审视以往的服务经验和教训，以提高围婚保健服务质量为目标，不断地更新知识，为服务对象提供有效的婚前医学检查、可行的婚前卫生指导和高质量的婚前卫生咨询。为此，中国疾病预防控制中心妇幼保健中心组织了北京市妇幼保健院、北京市地坛医院以及北京市海淀区、宣武区的有关专家共同编写了《围婚期保健》。

本书综述了围婚保健服务新理念，从生殖健康的基础入手，论述了婚前保健的医学检查、咨询服务和健康教育的意义和内涵，着重提出了婚前医学检查中常见的遗传病、传染病、性传播疾病、男女生殖系统疾病以及重要脏器疾病的婚育咨询指导，并对新婚期常见疾病的预防、婚后避孕方法选择以及孕前保健等生殖健康问题提出指导要点。衷心希望本书能够为基层医务人员解决婚前保健服务中遇到的医学问题提供帮助。

苏穗青

2008 年 4 月

目　录

第一章

围婚期保健概论

第一节 围婚期保健概念

1 围婚期保健

围婚期，是指从婚前确定婚配对象、新婚至受孕前的一段时期，也可认为是从性成熟，具有生育能力始至准备结婚，准备受孕，受孕前的阶段。围婚期是年轻男女社会、生理、心理适应的重大变革时期。对处于围婚期的人群提供人性化、科学化、规范化的医学服务，称为围婚期保健，在婚姻登记前的服务称婚前保健（premarital health care）。

鉴于围婚保健的意义，国际上多个国家为保障公民的健康提供了不同形式的围婚保健服务，其中有为阻止遗传病延续为主的医学服务，这类服务主要在有某一类遗传病发病率较高的国家，如在地中海贫血高发的希腊、土耳其，新人在婚姻登记前要接受筛查地中海贫血基因，如果双方均为该基因携带者，人们可以自己决定是否结婚。还有以防止严重传染性疾病传播为目的的围婚筛查服务。在美国采用以法律的形式规定婚前必须接受梅毒、淋病、结核病的筛查。在美国的伊利诺斯州和路易斯安那州规定了在婚前强制接受 HIV 抗体筛查的规定。在匈牙利为每一位公民免费提供综合的围婚保健服务，这项服务多延伸到围孕期，即公民在准备怀孕的前三个月要接受有经验的医生指导。

2 我国婚前保健服务

在20世纪80年代，以提高出生人口素质为目的，医疗保健机构开始为准备结婚登记的男女公民提供婚前保健服务。1995年6月1日我国第一部保护妇女儿童健康、提高出生人口素质的法律《中华人民共和国母婴保健法》（以下简称《母婴保健法》）实施，从法律的角度将婚前保健服务列为国家为公民提供的服务之一。明确了婚前保健的主要内容包括：婚前医学检查、婚前卫生指导和婚前卫生咨询。此后，2001年国务院颁布《中华人民共和国母婴保健法实施办法》及卫生部制定的《婚前保健工作规范》等法规相继出台，充分表明我国政府在维护公民健康权利，提供婚前保健服务方面采取了一系列有力措施。

在婚前保健近20年的实施历程中，承担婚前保健服务的医疗机构坚持了以婚前医学检查、婚前卫生咨询和婚前卫生指导为主要内容的全方位服务模式，不断完善服务规范。据统计2002年婚姻登记人群中有60%以上接受了婚前保健，其中患各类生殖系统疾病、内科疾病、传染病、遗传性疾病以及精神系统疾病者占6%～8%，约5%的人患有传染病、严重遗传病和精神类疾病等对婚育有影响的疾病。随着社会文明的进步，人类对自身健康，特别是生殖健康越来越重视，婚前保健也到了广大群众的关注和认可。

2003年《婚姻登记条例》规定，结婚登记时可不用出具由婚前检查机构出具的“婚前医学检查证明”，将婚前健康的权利交给了群众自己，是对婚前保健工作的一种新的震撼，也是对民众健康意识的一种检验。由于该《条例》不再将“婚前医学检查证明”作为结婚登记的形式要件，一些人误以为就是取消婚前医学检查制度，导致全国范围内婚前医学检查人数急剧减少，全国婚检率由2002年的68%骤降至2004年的2.67%。而随着婚检率的下降，孕期检出的梅毒、淋病等性传播疾病明显增加。这对家庭生活质量，后代健康影响十分严重。2004年8月，卫生部下发了《关于免费开展婚前保健咨询和指导的通知》，通知要求各地重视婚前保健对保护公民健康的重要作用，大力开展公众教育和宣传；各地卫生行政部门要组织医疗保健机构开展针对新婚人群的免费婚前保健咨询和指导；婚前保健服务机构要转变观念，改进服务模式，提出以对人民群众健康高度负责的精神，以妇女儿童健康关系整个中华民族健康为出发点，扎扎实实做好免费婚前咨询和指导工作。各部门、各地方积极采取措施提高婚检率，一些地方政府尝试免费婚前医学检查的新政策，使婚前医学检查率有所回升。但调查也发现，准备结婚男女不愿意婚检，并不都是出于经济原因，重要的原因是，相当部分是对婚检的重要性、必要性缺乏认识。面对婚前保健，国家倡导与公民主动接受之间，存在明显差距的困境，要解决这些问题，婚前保健服务机构更应提供高质量、高品位的服务，以满足不同人群的需要。随着社会发展，人们自身保健意识的增长，婚前保健必将成为提高生殖健康水平，提高出生人口素质，保障母婴安全和提高生活质量的第一道防线。

3 婚前保健意义

（1）对公民健康权利的维护 婚前保健是为即将结婚的对象，围绕婚育提供的全面保健。婚前保健从医学的角度，帮助公民认识到某些影响婚育疾病对婚姻及下一代健康带来的不良后果；帮助他们知情选择婚育；在服务过程中尊重对象的隐私权、健康权、人格权。充分体现了国家对公民健康权利的维护。

（2）利于提高出生人口素质 婚前保健，能发现某些对后代有影响的严重遗传性疾病。医生将按照疾病的生物学规律，推断下一代再发风险程度及影响，提出避免不适当的婚配、防止遗传病延续的医学指导意见。提醒人们在准备怀孕时还要接受孕前保健的建议，使公民认识到自己对家庭、社会履行孕育健康后代，提高人口素质的责任。

（3）提高公民的生殖健康水平 婚前保健为男女公民提供性保健、生育保健、避孕节育等方面知识，使他们在婚前做好生理上和心理上的准备，争取顺利、幸福地度过新婚期，并结合其生理状况和各种社会条件，制定生育计划，为提高婚后生活质量奠定基础。

总之，婚前保健将有利于科学地选定终生伴侣，合理地安排结婚时机，提高婚后生活质量，有计划地调节生育，对提高生殖健康水平和民族素质起到积极的促进作用。

4 婚前保健服务对象特点

随着社会的进步，生活环境、文化意识等领域的变化，为人们带来的种种新的思维和行动，也必然会带来一系列生理和心理的变化，这些变化直接影响到生殖健康的水平。

(1) 性发育提前，婚前行为增加 随着社会经济的发展，生活水平提高，其中一个重要的指标就是青春期发育提前。受到神经内分泌变化的影响，青年人生理、心理、行为等方面均产生很大变化，尤其是性器官和第二性征更为突出，促使他们性意识的觉醒和急剧发展。前来接受婚前保健的对象，已经有相当部分尝试了性生活，而有某些人尚未经历，急需获得性保健的指导。

(2) 结婚及生育年龄推迟 社会进步的脚步越来越快，人们拓展事业的空间越来越大，生活和工作的负荷也逐渐增加，年轻人更加专注于自身发展，导致结婚年龄、生育年龄较以往大大推迟，还有一些年轻人对待性和婚姻的态度也发生了变化。一些人赞同“试婚”，采取事实婚姻和同居的方式；而偏远地区卫生保健条件简陋，妇女社会地位的低下等现象长期存在。这些新旧婚育观念和生活方式以及随之而来的一系列问题，如健康的性心理、安全的性行为、避孕减少意外妊娠、安全的人工流产、出生缺陷儿的发生、性传播疾病的威胁等等。科学健康的生殖保健意识亟待提高，不断对现代生殖健康提出挑战。

(3) 对自身健康状况的忽视 青年人通常对自身健康状况很自信，并不知道多数疾病必须通过医学手段才能检出，并非靠自身判断来确诊，因此他们往往不注意现存或潜在的健康问题，对自身健康状况缺乏体察，对异常情况缺乏认识；而恰恰他们正处于性活跃期，极度需求生殖健康知识，却又苦于没有正当的途径获取这些知识。对于即将组成家庭和刚刚组建家庭的青年人而言，他们是未来的父母，他们的健康和素质将直接影响到下一代的质量。

5 婚前保健核心内容

（1）**婚前卫生指导** 是医师在婚前保健时主动地为每一对准备结婚的男女，进行以生殖健康为核心，与结婚、生育有关的保健知识的健康教育。

（2）**婚前医学检查** 是以检查对婚育有影响疾病为主体的体格检查，以确定有无影响结婚和生育的疾病。医师对患影响婚育疾病的服务对象明确提出医学意见，并指导治疗、预防。

（3）**婚前卫生咨询** 是医师与服务对象就生殖健康、生殖保健、婚育等有关问题进行面对面的交谈和商讨，包括医生针对对象的问题主动为对象咨询和对象就自身问题向医生求助的两种形式。

第二节 围婚期保健管理

6 婚前保健服务评价

（1）**婚前保健服务理念** 是符合在现今社会发展及伴随人们对健康的追求，从和谐社会、均衡发展的角度来奠定的。是建立在维护公民的隐私权和健康权的基础上，一种全新的，以人的需求为出发点的服务理念。

这种理念要体现在服务的全过程。具人文关怀的，真正意义上的优质服务，应该排除因地域、对象、环境、机构、服务者等因素造成的客观距离。服务理念应该包括改善服务态度，提高技术质量和提供安全、清洁和保密的环境等方面。

（2）婚前保健服务评价 服务评价应该以服务对象对服务满意的程度、掌握保健知识的程度、建立健康行为的程度、健康状况改善的程度、对提供服务的可接受和续用的程度来衡量。

1）提供足够选择的服务　服务应该满足不同服务对象的不同需求，了解群众需求心理，提供足够选择的服务项目，帮助服务对象进行各项服务的比较，尊重她（他）们的选择。

2）提供信息和服务内容　提供信息要贯彻于服务的全过程，在提供所有服务前后，要进行咨询以提供有针对的信息。要鼓励服务对象提问，进行耐心的回答；要及时提供为群众可接受的健康教育资料。

3）提高服务者的技术能力　服务人员根据标准提供规范服务，及时终止和放弃已过时的技术。服务者不能只是提供技术，还要进行随访、准确地宣传生殖健康信息等。根据循证医学的原则制定医疗和保健的规范、制度，进行技术能力、法规、人际交流的培训，更新和改进服务，要经常性地进行检查监督与收集基础数据。

4）良好的人际关系　是服务者满意和建立健康的行为基础。服务人员应以良好的人际关系弥补技术或后勤服务的不足，要注意维护服务对象的尊严，遵循亲切、认真、严肃、守密的咨询守则，要提供良好的服务环境和服务质量，确保有足够的服务时间。

5）适当的综合服务　在提供婚前保健服务的同时，还要满足群众其他的生殖健康需求，帮助他们解决一些急需的健康问题，确定适宜的服务项目。例如与孕前、产前和产后服务联系，与性保健、避孕、预防生殖道感染和孕育抚养健康的孩子结合起来。

6）服务的连续性　当限于医疗、社会方面的条件，服务对象不能得到技术服务时，应针对不同情况提出转诊的建议，并尽力协助联系转诊单位，填写转诊记录，并预约回访。对需要追访的对象提供周密的随访服务，主动上门服务建立良好的关系。

7　婚前保健服务管理

(1) 机构资质　为了更好地向婚前人群提供服务并确保服务的质量，《母婴保健法》明确规定了，承担婚前保健服务的机构要符合如下条件：

1）必须首先向市级人民政府卫生行政部门提出申请，接受审批机构的调查和考核，获得“母婴保健技术服务执业许可证”及在《医疗机构执业许可证》上注明，方可开展。

2）机构内应设置男、女婚前保健科室及配套的宣教、咨询、检验等辅助科室。

3）婚前保健机构设女、男婚前医学检查医师及主检医生，还有具备专业学历及专业知识的相关人员（检验、健康教育等)。

4）有进行体格检查、检验、咨询、宣教、资料统计分析等必备的仪器装备。

5）服务环境应符合医疗安全、方便群众，保护隐私的标准。

(2) 人员标准

1）需经县级人民政府卫生行政部门许可，取得“母婴保健技术考核合格证”。要定期接受培训及考核。

2）有良好的医德医风，遵循“严肃、认真、亲切、守密”的工作守则。

3）具有丰富的多学科的专业知识以及相关学科，如心理学、健康教育学、社会学等学科的理论与技能。熟练掌握人际交流技巧。还要了解有关的法律法规，不仅是守法者，还应有向群众宣传的义务。

4）必须在“母婴保健技术服务执业许可证”的机构从事婚前保健服务。

(3) 服务环境 设置婚前保健的服务环境，要充分考虑到服务对象不是一个病人，他们是一组健康的人群，所以医疗的安全，避免因检查而遭遇到医源性感染应是首位的，在所有的设置都要考虑到避免医源性感染，要合理地设置环境，在婚前保健的所有服务区域要区分清洁区、半清洁区和非清洁区，每一个诊室也要明确区分。在检查室内要使服务对象的隐私得到保护，要设置一处可以暴露身体隐私部位的区域。在咨询室要考虑到服务对象不要被人看到，特别是面部要有遮挡。

服务环境要保持整洁、舒适，有条件的机构应提供居家化的候诊环境。科室设置合理，在关键地区设置醒目标识，婚前保健服务还要注意到科室间的合作，要尽可能使服务的流程便捷，缩短等待和检查时间。使被服务者在接受各项服务时都能感受到方便，舒适。

第三节 围婚保健技术

8 婚前医学检查特点

服务机构和服务者对所有服务项目都应该突出婚前保健的特点。而对每一对即将结婚的男女来说，为了今后生活得更加幸福，提高生活的质量婚前接受一次医学检查是十分必要的。

（1）婚前医学检查不同于一般性的体检，更不仅仅是妇科或外科、内科检查。婚前医学检查是以检查影响婚育疾病为主的医学检查，检查过程和检查的项目是根据围婚期所面临的生殖健康问题，从医学的角度设立的。在检查时医生的检查建议和服务对象的意愿共同确定。有的检查项目如进行生殖器的检查，要得到服务对象的同意，医生既不应强迫，也不应勉强，医院和医生对检查结果应严格保密。

（2）婚前医学检查还是一种综合性的生殖健康咨询服务，除身体检查外，对象还可以得到必要的婚前健康知识和婚前咨询，这些服务都应该是免费的。

（3）婚前医学检查是国家为准备结婚的男女提供的服务，也是对他们的人权、健康权的保障，是服务对象应该享有的权利。提供医学检查的机构及人员要认识到，婚前医学检查是在依法进行服务。要遵循国家对服务环境、服务项目及收费标准的要求。服务对象在婚前医学检查中遇到的问题有权提出疑义，医生应给予明确的解答。

9 婚前医学检查核心内容

婚前医学检查是以检查对婚育有影响疾病为主体的体格检查。一般的过程包括，医师详细询问病史、全身体检、生殖器官检查、必要的化验及辅助检查，以确定有无影响结婚和生育的疾病。医师对患影响婚育疾病的服务对象明确提出医学意见，并指导治疗、预防。

影响婚育的疾病简言之为：对自身、对对方、对后代有影响的疾病。在婚前保健时及早发现，可避免对婚姻、家庭、后代带来的不幸或危害。主要包括：

（1）**严重遗传性疾病** 指由于遗传因素先天形成，后代再发风险高，医学上认为不宜生育的遗传性疾病。

（2）**指定传染病** 指《中华人民共和国传染病防治法》中规定的艾滋病、淋病、梅毒、麻风病及医学上认为影响结婚和生育的其他传染病。

（3）**有关精神病** 指精神分裂症、躁狂抑郁型精神病及其他重型精神病。

（4）**严重疾病** 影响结婚和生育的心、肝、肺、肾等重要脏器疾病及生殖系统发育障碍或畸形等。

10 婚前医学检查步骤

（1）**询问病史** 除向对象了解一般情况外还应重点询问

1）现病史 是临床检查的方向和依据。包括现在依然存在的疾病（特别是对婚育有影响的疾病）的发生、发展、变化和治疗的全过程。

2）既往史 应询问既往健康情况和曾患过的主要疾病，

重点是影响婚育健康的疾病，如有关精神病、指定传染病、性病、重要脏器的疾病等。

3）月经史　初潮年龄、月经周期、经期、经量、有无痛经及末次月经日期等，用于发现影响婚育的妇科疾病。

4）既往婚育史　如系再婚应询问既往婚育史，特别注意有无流产、死胎、早产、死产及生育过先天性病残儿史。

5）与遗传有关的家族史　以父母、祖父母、外祖父母及兄弟姐妹为主，注意家庭成员中有无遗传性疾病。如已病故要了解其死因，必要时绘制家系谱。

6）家族近亲婚配史。

（2）体格检查

1）一般项目　测量血压、体重、身高、视力、辨色力等，注意身材是否特殊矮小、巨大、过胖、过瘦。全身皮肤颜色、瘢痕等。

2）全身检查　应注意有无特殊面容、特殊体态、语言表达及智力状况、精神状态和行为有无失常等。进行常规内、外科物理检查（心肺、肝脾、甲状腺、淋巴结、脊柱、四肢等）。

3）第二性征及生殖器官检查　分别由妇科医师及泌尿科医师进行。

- **女性第二性征：**除检查乳房、阴毛、腋毛成熟发育的特征外，还应注意音调、骨盆宽大、肩、胸、臀部皮下脂肪丰满等女性体表征象。

- **男性第二性征：**除生殖器发育成熟特征外，应注意声音低沉、有胡须、喉结突出、体毛多、肌肉发达、肩膀宽大魁梧、健壮的男性体形。注意体形、毛发分布及有无乳腺女性化等性腺功能不全现象。

- **女性生殖器官检查：**对未婚妇女一般只作肛门腹部双合诊，检查时要注意子宫大小、双侧附件情况、是否触及包块、有无压痛等；如经肛门检查发现内生殖器有可疑病变而必须作阴道窥器检查或阴道诊时，务必征得受检者及其家属同意后方可进行。检查时动作要轻柔，采用小号窥器窥视阴道和宫颈，进行双合诊或三合诊检查。注意外阴发育及阴毛分布、大小阴唇和阴蒂发育；注意处女膜有无闭锁、筛状（注意不对处女膜是否破裂进行描述）外阴皮肤、粘膜是否有炎症、丘疹、疱疹、破损、溃疡或疣；观察阴道分泌物的量、性质、色、味等，常规取分泌物检查，防止将性病漏诊。棉签进入阴道后注意阴道是否有纵隔等。

- **男性生殖器检查：**取直立位检查，重点检查影响婚育的生殖器发育异常以及肿块：有无尿道下裂、尿道上裂、包茎、阴茎短小、阴茎硬结、隐睾、睾丸过小、大睾丸、精索静脉曲张、鞘膜积液等。

（3）辅助检查

1）必要的常规检查项目，可初步检查出传染病及某些性传播疾病，如血尿常规、梅毒筛查、转氨酶和乙肝表面抗原（HBsAg）、阴道分泌物滴虫、念珠菌检查、X线胸部摄片（透视）等。女性受检者如有妊娠可能，应避免胸部摄片（透视）。

2）特殊的检查项目，某些疾病需要进一步诊断时，医生应向服务对象提出建议检测的项目，或对象自愿选择的检测项目。如艾滋病检测、淋菌培养、乙肝五项检测、肝肾功能、精液和染色体检查、妊娠试验及B型超声检查、乳腺、心电图、活组织病理检查、智力筛查等。医生要将检查的目的、方法、可能的结果详细的告之及解释。所有检查都应是在服务对象自愿选择的基础之上。

3）提供婚前保健的机构还应尽可能地为群众创造更多的检查项目，以满足需求。

（4）婚前医学检查转诊 在婚前医学检查中发现有上述对婚育有影响的疾病，原则上应有主检医生负责，经过咨询的询问病史及检查后，提出转上级医疗机构会诊的建议。为了慎重提出每一项医学意见，同时也弥补婚前保健机构本身医疗条件的局限，在每一地区都要建立婚前医学检查的转会诊制度及网络，要与医疗条件好的专科或综合医院联系，进行疑难病症的转诊。特别是对可能要提出“不宜生育”、“控制下一代性别的对象”，一定要经会诊后方可向服务对象提出建议。

11 婚前医学意见

婚前医学意见是医生综合医学检查的结果，对接受检查者从医学的角度和对婚育有无影响考虑，对服务对象的结婚和生育提出的建议。这一点在卫生部颁布的《婚前保健工作规范》中已有明确的规定。

（1）未发现医学上不宜结婚的情形 婚前医学检查未发现影响婚育的疾病或异常情况，并已接受婚前卫生指导和咨询者。这是绝大多数即95%的婚前保健对象的结果。

（2）建议不宜结婚 这是来自《婚姻法》第七条的规定，即有下列情形之一的，禁止结婚：①直系血亲和三代以内的旁系血亲；②患有医学上认为不应当结婚的疾病。根据规定，《婚前保健工作规范》将禁止结婚的情况确定为：

1）直系血亲或三代以内旁系血亲关系。

2）一方或双方为重度、极重度智力低下，不具有婚姻意识能力。

3）重型精神病，在发病期间有攻击行为的。

（3）建议暂缓结婚 建议暂缓结婚本非是不让结婚，这是婚前保健医生在提出建议时，必须向服务对象讲明的一点。暂缓结婚是为了阻止传染病的传播以及避免精神病人在患病时对他人的攻击。暂缓结婚的情况是指：指定传染病在传染期内、有关精神病在发病期内或其他医学上认为应暂缓结婚的疾病。

（4）建议采取医学措施，尊重受检者意愿 这一建议来自对于可能会终身传染的不在发病期的传染病患者或病原体携带者的建议，如乙型肝炎病毒携带者、艾滋病病毒感染者。考虑到终身携带病毒的特征，医生应向受检者说明情况，提出预防、治疗及采取其他医学措施的意见，还要提出告知对方的建议。不论受检者坚持结婚与否，都应充分尊重受检双方的意愿。

（5）建议不宜生育 对患有医学上认为不宜生育的严重遗传病及其他重要脏器疾病的“建议不宜生育”这一点对于服务对象接受是较为困难的，往往需要医生的反复的解释，最终要提高服务对象的依从性。在告知建议不宜生育的同时，要提醒其若坚持妊娠一定要进行产前检查，得到医生的指导，另有某些疾病产前检查仍不能检查出来，如单基因遗传病。

（6）其他婚育的建议

1）建议控制下一代性别 X连锁隐性遗传病的传递规

律为女性，是致病基因携带者可将致病基因传给儿子，(50%机会发病)；所以，对已知女方为致病基因携带者（如血友病、假性肥大型肌营养不良等)，若与正常男性婚配，应在受孕后适时作产前诊断以判定胎儿性别，控制生女而不生男。值得注意的是这一情形的性别鉴定，是属于医学上认为有必要的鉴别，要有充分的依据方可进行。

2）影响性生活和生育的生殖器官缺陷或疾病，应在双方了解病情，经治疗有效后结婚。如无法矫治的严重缺陷，应说明情况，知情选择。

3）患重要脏器严重疾病或晚期恶性肿瘤，结婚生育会使病情更趋恶化，甚至缩短其生命期限者，应劝阻结婚，更不宜生育。

12 婚前卫生咨询意义

在婚前保健服务成为群众自愿选择，并向高层次发展的形势下，婚前卫生咨询更显得尤为必要，婚前保健咨询是婚前保健的主要内容，婚前保健机构要为每一位服务对象提供免费咨询，应成为婚前保健服务顺序中的第一步。婚前卫生咨询完全是一种个性化、以人为本的服务，是提升服务对象生殖健康意识的最有效的形式。

首先要通过宣传让群众知道有获得卫生咨询的权利，要告诉他们可以咨询有关隐私或难以启齿的问题。婚前保健机构要提供良好的咨询环境和具有丰富经验的医生。咨询时婚前保健的医生要在深切理解和领悟服务对象的感受及问题的基础上，解答问题；阐明科学道理；提供解决问题的信息和办法；鼓励服务对象建立保护个人生殖健康权利的意识和能力。

婚前卫生咨询的原则是建立在医学伦理学的基础之上，在服务的全过程中要贯穿着尊重、公平、不评判、知情、保密、坚持职业关系的原则。医生要以理解与共情作为咨询的切入点，首先要建立良好关系进入并理解对方的精神世界。在咨询过程中要自始至终积极关注服务对象的问题，确定对象需求，要善于捕捉对象在语言和行为上的积极因素。不论价值观有何不一致都要充分尊重对方的价值观和提出的任何观点，给予亲切和温情，鼓励对象参与。要真诚地对待服务对象，回答问题要坦诚。帮助他们做出“知情决定”。掌握保护隐私的原则。

13 婚前卫生咨询对象特点

服务对象需求往往是希望提供多种信息或实际的技能，如针对自身或对方的疾病，咨询有关预防、治疗、预后，或对对方及后代影响的信息，对某些避孕方法、新婚卫生知识、性生活的技巧提出疑义。求询的对象往往有如下特点：

（1）**隐私性** 咨询的问题多是与婚育、性有关的问题，所以带有某些的隐私性。

（2）**迫切性** 即将步入人生的新阶段，他们急于获得有关婚育的信息，特别是性生活方面的信息，他们更喜欢与医生面对面的交流。

（3）**多重性** 往往不仅想了解自己，还将为对方、后代、家庭等与其相关的人群提出问题。

（4）**排斥性** 对医学意见为“建议暂缓结婚”或“可以

结婚，建议不宜生育”等特殊人群，因医学意见与其生育意愿相违，可能不愿接受或拒绝。

14 婚前卫生咨询分类及主要问题

（1）按照咨询对象的分类

1）普遍性咨询　为所有婚检的对象提供的服务，咨询内容主要是围绕与婚育有关疾病及生殖健康的问题。与医学问诊有机结合，成为婚前保健的第一步，是转变服务理念的重要标志。

2）必要性咨询　也可谓特殊性咨询，是指患有影响婚育疾病或对婚姻有心理障碍者的咨询，也就是指医学意见为“建议暂缓结婚”、“可以结婚，建议不宜生育”的对象。医师应充分尊重服务对象的意愿，耐心、细致地讲明科学道理。从当事人的角度出发，充分的理解，使他们对问题的解决变被动为主动。

3）个性化咨询　某些婚前保健的对象，针对个人或对方在生殖健康方面的疑虑提出问题，如性健康，生育保健、新婚避孕节育等问题，医生给予解答。

（2）按照咨询问题分类

1）影响婚育疾病咨询　主要围绕遗传病、传染病、精神病以及重要脏器疾病对婚育影响的咨询：了解对象既往和目前的是否患与婚育有关的疾病，对影响婚育疾病可能的危害进行必要的告知，提醒对象对自己对对方的健康负责。

2）医学意见咨询　首先肯定可以结婚。耐心讲解其患疾病对今后婚育的可能影响，特别是对婚后性生活、对方健康及某些高发遗传性疾病对后代的影响。慎重提出告之对方，估计可能产生的后果。

3）生殖健康咨询　某些婚前保健的对象，针对生殖健康方面的疑虑，提出问题，如性健康，生育保健、新婚避孕节育等问题，医生要给予针对性的解答。

15　婚前卫生咨询技巧及步骤

婚前卫生咨询是最基本的交流。它是通过面对面，双向交流，达到心理互动。在反复交谈、反馈的过程中，澄清某些问题和观念。医生要帮助对象分析问题发生原因，提供针对性的信息，最终帮助对象知情选择和决定。咨询过程完全是平等相待，无强迫，对方易接受的。这些目标的实现要靠咨询者熟练掌握人际交流技巧。并运用自如，是获得最佳咨询效果的对策和手段。

（1）基本交流技巧

1）谈话的技巧　力求讲普通话或与对象共同接受的语言，要适当重复重要的或不易理解的概念，交谈的内容应该是简单明确，通俗易懂的，交谈过程要及时取得反馈，了解对象对交谈内容的理解程度，必要时运用图画、模型等辅助，帮助对象理解。

2）非语言技巧　这是人际沟通的滑润剂，包括无声的动姿：面部微笑、目光注视对方，要注意坐姿、体态、仪表、服饰，咨询过程中要有有声的类语言：鼻音、叹息，以表示对对方交谈的反应。

3）倾听的技巧　有效地听取对方讲话是亲身传播的基本技能之一。首先要认真耐心倾听：不断用点头、“是”、

“嗯”或重复关键词，学会用鼓励的语言表扬对方，也表明对对方的理解，不要轻易不打断讲话；在咨询的一段时间要善于总结要点，注意观察对方的表情。

4）提问的技巧　恰当的提出问题，是使咨询向深层次发展的关键。最常用的提问类型有：封闭式提问，多用于咨询的开始；开放式提问，主要用于鼓励对方畅谈；探索式提问，是提炼出主要的问题进一步提问；复合式提问，给以对方做出选择的空间；咨询时不宜采取诱导性提问方式。

5）反馈的技巧　咨询过程中，反馈是十分重要的，咨询医生对咨询对象的认识、感受，应经常的总结、归纳，充分地肯定他们正确的认识，鼓励他们建立有益的健康行为。

在咨询过程还应掌握生物学、心理学、社会学的知识和技能；应努力与检查、治疗相结合；配合挂图、图表、照片、实物、标本、模型、图书等工具和资料，特别是配合录像、幻灯将会收到更好的效果。

(2) 咨询的基本步骤　问候—询问—交谈—提供信息、讲述知识—帮助做出选择—讲解使用方法—预约随访。

16　婚前卫生指导意义

婚前卫生指导是指在婚前保健时，通过各种宣传媒介，为每一对即将结婚的男女，提供最系统、全面的以生殖健康为中心的，有关婚育、性、优生及节育避孕等知识的婚前健康教育，以达到提高婚前保健人群的自我保健意识和能力。理想教育率应是100%。

婚前卫生指导要求医师主动地为每一对准备结婚的男女，进行以生殖健康为核心，与结婚、生育有关的保健知识的健康教育，是一种普及性的教育，也是婚前保健的内容之一。婚前卫生指导应用了现有的较为先进的方法和技术，最容易阐明指导的内容并易于服务对象接受，并获得最佳效果。婚前卫生指导的意义最根本的在于可以得到明显的社会效益。

17 婚前卫生指导条件

为确保婚前卫生指导的质量，达到预期的效果，结合卫生部1997年颁布的“婚前保健工作规范”提出的标准，承担婚前保健的机构必须具备：

（1）**人员标准** 应由医学专业人员承担，专人负责；具有生殖保健、健康教育等的理论知识和专业技能。具有制定婚前卫生指导计划，组织实施和进行评价的能力。

（2）**环境标准** 婚前保健机构应制备、发放适宜的宣传教育用品，在婚前保健机构的各检查科室设置有针对性的宣传板、橱窗。配备与当地服务人群相适应的宣教室，宣教室内应配置必要的服务设备：如桌、椅、录像设备、模型、宣传版画等。

（3）**健康教育信息管理** 应有专人负责婚前卫生指导，建立登记册。登记册内应有日期、指导方式（录像、资料、讲课、问卷、其他）人数及指导者。定期进行指导效果的评价。

18 婚前卫生指导核心内容

婚前卫生指导内容应是围绕影响婚育确定优先的健康问题，选择指导专题：如新婚性卫生、优生遗传等。也可以以本地区在婚育方面（如当地的风俗等）影响最大的问题为主要内容。

（1）有关性保健和性教育 在婚前保健时有很多的对象对自身的正常生理认识是模糊的，医生有义务向他们传递包括男女性器官的解剖与功能、两性性生理活动及性心理的基础知识。正确对待可能出现的问题。

（2）新婚避孕知识及计划生育指导 新婚期选择避孕方法的原则及介绍各类避孕方法。

（3）孕前保健知识 受孕前的准备、环境和疾病对后代的影响，帮助选择适宜的怀孕时机等。

（4）遗传病的基本知识 提供近亲婚配危害；基本及严重、再发风险高的遗传病知识。鼓励群众提供与遗传相关的家族史、血缘关系等信息。

（5）影响婚育的有关疾病的基本知识 重点是提供如传染病、性传播疾病、神经精神疾病及重要脏器严重疾病的对婚育影响知识。其中：

1）传染病，特别是性传播疾病的预防知识也是十分必要的，在传染病的隔离期间是应暂缓结婚的，否则不仅会加重病情，更潜在传播给对方或后代的危险。

2）精神病是一种对对方有影响的疾病，这些病在没有得到有效控制的情形下结婚，不仅加重病情，同时还会伤害对方，服用的药物还会造成后代的畸形，所以，在精神病的发病期间应暂缓结婚。

（6）其他生殖健康知识

19 婚前卫生指导方法

（1）婚前卫生指导的方法 应是多样化的，要针对当地的经济状况，对象的文化程度，确定适合的指导形式。可采用多种形式，如播放录像、发放宣传材料、讲座等。

(2) **婚前卫生指导材料** 应能够适应地区经济发展的水平、习俗、人群的教育程度，使材料被群众认可，为群众接受。

1) 选择卫生指导材料时应考虑：

- 科学性：提供正确、科学、全面的婚前卫生信息。
- 针对性：根据服务对象的社会文化特征、需要及理解程度，有针对性地制作材料和传递信息，材料应有可读性，在形式和风格方面，易于被群众接受。
- 通俗性：区别于学术报告，少用专业术语，力求准确易懂。
- 直观性：形象、直观的教育如电教视听，可以提高健康教育的效果。
- 灵活性：可按受众个体情况不同提供选择。

2) 制作卫生指导材料 一个好的材料，关键的问题是，能够适应地区经济发展的水平，习俗，人群的教育程度，使材料被群众认可，为群众接受。在制作过程中应注意的问题是：

- 主题突出：一份宣传材料以一个内容为主，切忌多个主题的罗列。
- 材料应是图文并茂，图画色彩鲜艳、明快、形象，文字亦简明、扼要，避免因图像的黯淡、抽象或文字的繁琐而使群众反感。
- 针对性：不同的地区、不同的人群，由于地区经济水平，文化背景存在的差异等，材料的制作提出了不同的需求。
- 预试验：一个材料的出产，是否能被接受，要经过预试验，防止信息被误解，预试验是决定材料是否可行的关键。所谓预试验就是，将材料的图和文字分别征求当地不同人群的意见，收集反映，加以改进，使之更加适宜对象的理解和接受。

20 婚前卫生指导评价

定期评价婚前卫生指导是科学管理的重要标志。在以往卫生指导过程中多存在只宣不教，只宣不评的现象，因此，为了达到卫生指导的目的，提高指导的质量，评价应当始终贯穿于婚前卫生指导的全过程。

（1）**评价的意义** 及时掌握卫生指导的资料内容是否先进合理，以帮助选择最佳的指导方案；通过对服务对象的接受程度和满意程度调查，及时了解指导效果，加强科学预测，防止偏差，确保质量；有利于提高专业人员的理论水平及管理能力；为争取领导的支持提供依据。

（2）**评价的方法** 可选择，调查问卷、个人访谈、小组讨论等形式评价；可以季、半年为一时段，评价常用前、后对比的方法，即教育前后，对同一对象、同一内容，在同一教育地点收集反映，以进行比较；评价前应设计一个有针对性、可行的问卷或讨论提纲。

（3）**评价问卷** 应该是：主题突出；忌内容繁杂；避免问卷过长；问题应明确、简短；易于回答；不记名；内容应包括好的或不足的方面；问卷的语言，在态度方面多用“喜欢、不喜欢”、“满意、不满意”、“好、不好”等。行为方面多用“用、不用”、“愿意、不愿意”。

（4）**评价的内容** 可按照开展的时间分为，指导前期主要评价，指导的投入（人、财、物、技术），准备工作对象的确定、教育的形式；指导过程中的评价重点在组织、方法、进度、效果方面；指导效果的评价要以了解群众的知、信、行，领导的支持，卫生指标的实现，对健康教育促进，取得社会效益为主要内容。

第二章 影响婚育的常见疾病

第一节 遗传性疾病与婚育

21 遗传学的基本概念

(1) 遗传病 遗传病是指由于遗传物质改变所引起的，以其特有的方式，不同程度地代代相传的疾病。人类已知遗传病约7000多种，其中有些遗传病严重危害人类健康。

遗传病通常分为五类，即：单基因遗传病、多基因遗传病、染色体病、体细胞遗传病、线粒体病。为了保障母亲和婴儿健康，提高出生人口素质，《中华人民共和国母婴保健法》明确规定，医疗保健机构应当为公民提供婚前保健服务。其目的是在婚前及时发现某些严重影响婚育的遗传性疾病，防止这类遗传病的延续。提高人们的生活质量。

(2) 基因 基因是遗传的基本功能单位，是DNA双螺旋结构上的某个片段。它负载着一定的遗传信息，并在特定的条件下表达这种信息，使其成为特定的生理功能。这种有一定功能的、完整的DNA序列就是一个基因。许多遗传病的发生是由于基因（DNA）序列改变引起的。

（3）染色体 染色体是基因的载体，是由核酸和蛋白质组成的复合体。人类的遗传信息全部储存在细胞的DNA内。一条染色体就是由一条DNA分子组成的。所以染色体是绝大部分遗传信息的载体。人类体细胞的染色体数目是23对，就是有23对DNA分子。而精子和卵子的染色体数目也分别是23条。也就是说有23个DNA分子。

（4）脱氧核糖核酸（DNA） DNA分子是由多核苷酸链缠绕形成的两条双螺旋结构，是由核苷酸组成的多核苷酸链。核苷酸又是由碱基、磷酸、脱氧核糖组成的。碱基通常有腺嘌呤（dAMP）、鸟嘌呤（dGMP）、胞嘧啶（dCMP）、胸腺嘧啶（dTMP）。

22 遗传病的基本诊断方法

遗传病的诊断与其他疾病的诊断有些不同，除一般疾病的诊断方法（询问病史、症状、体征、一般检查、辅助检查）外，还要根据不同种类的遗传病，采取遗传学特殊诊断方法。

（1）症状、体征与病史 症状和体征是患者就诊的原因。病史包括：家族史、婚育史。结合患者的家族史根据患病症状、体征、实验室检查做出遗传病诊断。

（2）系谱分析 系谱分析也可称家系分析，是遗传病诊断的特有方法。通过系谱分析可以区别某种疾病是否为遗传病。还可以区分是单基因还是多基因遗传病，确定单基因病的遗传方式，是显性遗传病还是隐性遗传病等。

1）家系调查时应注意的问题

• 医生应耐心、细致，向患者说明系谱分析的重要性，赢得患者的信任，这样才能如实获得真实资料。

• 对患者及家属应逐一调查，不能只单凭患者或家属一方的口述而确定并作出诊断。

• 要进行三代以上家系调查，对有血缘关系的亲属的情况如：流产、死胎、死产等都要做记录。已死亡的家庭成员要了解其死亡原因。对家系中患病人数、症状、体征、发病年龄均做详细记录。

2）家系分析时应注意的问题

• 如果无家族史的先证者，应考虑基因突变的可能性。

• 显性与隐性是相对而言的，因分析遗传方式时依据的遗传标志不同，可得出不同的结论。

• 常染色体显性遗传病因遗传方式复杂，可能因外显不全而出现隔代遗传的现象。亦可因延迟显性还不到发病年龄，使系谱遗传方式不典型。

• 家庭成员过少时，常常不能得到正确的结论。目前我国第一代独生子女已进入婚育年龄，对他们的家系调查常出现困难，在婚检中尤其明显，所以在做遗传病诊断时应特别慎重。

（3）细胞遗传学检查 细胞遗传学检查包括染色体检查和性染色质检查，是染色体病确诊的主要方法。随着染色体显带技术的发展，FISH、原位杂交技术的应用，染色体畸变综合征和异常核型的检出率也在增加。染色体检查适应证：

1）反复流产的夫妇。

2）原发闭经及不孕症夫妇。

3）可疑染色体病的个体及双亲。

4）外生殖器畸形的患者。

5）家族史中有多个相似多发畸形的个体。

6）35岁以上的高龄孕妇。

7）身材高大，性情粗暴的男性及白血病患者。

性染色质检查：是一种辅助诊断方法。主要检查X小体、Y小体。

（4）生物化学检查

1）酶活性及含量检测　如半乳糖激酶活性测定。

2）中间代谢产物测定　如PKU诊断，对可疑患者进行苯丙胺酸羟化酶的检测。

3）利用母血AFP、HCG、（E3）的检测，间接推算怀有唐氏综合征患儿的发病概率。

（5）基因诊断　基因诊断是以DNA和RNA为诊断材料，应用分子生物学技术，检查基因的结构及其表达功能来诊断疾病的方法和过程。也被称作DNA诊断或DNA探针技术。此方法是直接检查基因的结构，从基因型推断表型，从而作出产前或发病前的早期诊断。目前可进行基因诊断的方法及疾病：

1）DNA探针技术　可诊断：软骨形成不全、甲、乙型血友病、糖尿病、苯丙酮尿症、地中海贫血、白血病，淋巴瘤、成骨不全（Ⅱ型）、生长激素缺乏症、镰状细胞贫血、Marfan（马方）综合征、高胆固醇血症等。

2）限制性片段长度多态性分析技术　可诊断：Duchenne肌营养不良（DMD），糖尿病，甲、乙型血友病，血栓症，高血脂症，成骨不全Ⅰ型、Ⅳ型，甲状腺功能低下症，镰状细胞贫血，成人多囊肾，脆性 X 综合征，亨廷顿舞蹈病，肌强直症，X 连锁神经病，眼白化病，X 连锁鱼鳞病，强直性肌营养不良，神经纤维瘤，脊髓小脑共济失调等。

3）聚合酶链反应技术（PCR） 可诊断：遗传性果糖不耐受症，载脂蛋白 B、C、E 缺乏症，枫糖尿症，视网膜母细胞瘤，21－羟化酶缺陷，脊髓小脑共济失调，视网膜环状萎缩症，皮肤弹力过度（Ⅳ）、（Ⅶ）综合征，椭圆形细胞增多症，葡萄糖－6 磷酸脱氢酶缺乏症，地中海贫血，Laron 侏儒症，甲、乙型血友病，苯丙酮尿症，急性间歇性卟啉病等。

23 遗传病与先天性疾病、家族性疾病

人们在提及遗传病时往往会联想到先天性疾病和家族性疾病，其实他们是有区别的。

（1）先天性疾病 是出生时就有的疾病，可以是遗传的，也可以是在胚胎发育过程中因某些环境因素所致。如：母亲怀孕期感染风疹病毒可致婴儿患先天性心脏病等，这些不属于遗传病。所以说，出生时就有的疾病不等于是遗传病。反之，有些遗传病，患儿虽然携带致病基因但并不影响胚胎发育，胎儿出生时是正常的，当达到一定年龄或处于不利环境时才表现出临床症状。如：遗传性小脑共济失调、苯丙酮尿症等。这些病虽然出生时都是正常儿，但都属于遗传病。而那些因遗传缺陷而影响了胚胎发育的，缺陷才表现为先天性，如：多指、先天性软骨发育不全等。

（2）家族性疾病 往往有聚集性，因家庭成员在同一环

境中生活，有相同的生活习惯，所以某些环境因素所引起的疾病可导致家族性发病。如：饮食中缺乏维生素 A 可导致家族性夜盲症。地区缺碘可以引起一家中数个成员患单纯性甲状腺肿大。这些疾病都不属于遗传病。通常，显性遗传病有家族史，多是代代发病，如：先天性成骨发育不全等。而隐性遗传病、染色体病都不表现为家族性。所以，遗传病不一定都有家族史，有家族史的疾病也不一定都是遗传病。

24 近亲结婚与遗传病

近亲结婚是指在 3 ~4 代之内有共同祖先的两个个体之间的婚配。因为这两个近亲配偶有共同的祖先，能从共同祖先遗传相同的基因，所以，当其中一个人是某种致病基因的携带者时，另一个很可能也是携带者。如果他们之间结婚生育时，两个相同的隐性基因相遇而生出遗传病患儿的机会必然要比随机婚配高。在随机婚配的情况下，生出隐性遗传病患儿的风险是：$1/50 \times 1/50 \times 1/4 = 1/10000$，在近亲婚配时，如：表兄妹结婚，如果一个人是致病基因携带者，其表妹会有 1/8 的可能与他相同，也是携带者。这样他们生出隐性遗传病患儿的概率是；$1/50 \times 1/8 \times 1/4 = 1/600$。比随机婚配高 6.25 倍。所以说：近亲结婚常染色体隐性遗传病的发病率高。

25 单基因遗传病——常染色体遗传

（1）常染色体显性遗传病 由单个基因突变引起的遗传病称单基因遗传病。有 6000 多种。根据致病基因性质及遗传方式不同又可分为：常染色体显性遗传（AD）病、常染色体隐性遗传（AR）病、X 连锁显性遗传（XD）病、X 连锁隐性遗传（XR）病、Y 连锁遗传病。

常染色体显性遗传病致病基因在常染色体上，为显性。等位基因中只要有一个致病基因就会表现出症状。显性遗传病可细分为：完全显性遗传、不完全显性遗传、共显性遗传、延迟显性遗传和不规则显性遗传。其系谱特点：

1）患病与性别无关，男女患病机会均等。

2）患者双亲中一方患病。

3）患者同胞中约有 1/2 患病。

4）患者子女中患病风险为 1/2。

5）一般为连续传递，每代都可出现患者。

常染色体显性遗传病患者与正常人婚配图解

（A 代表显性基因，a 代表隐性基因）

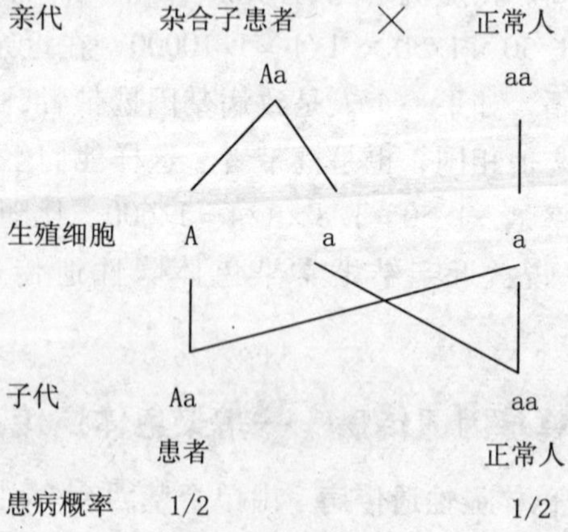

双亲均为常染色体显性遗传病患者婚配图解

（A 代表显性基因，a 代表隐性基因）

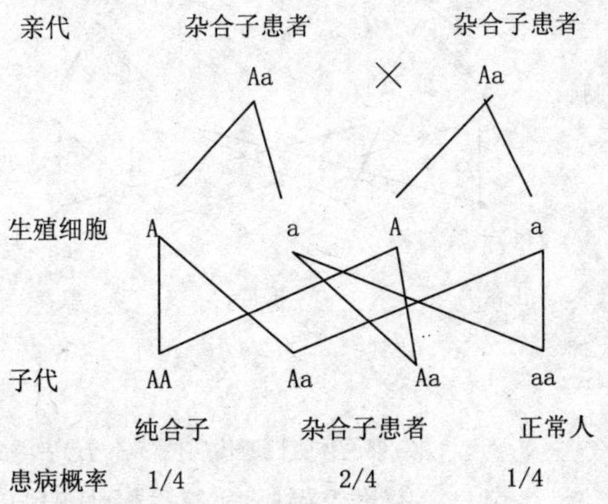

（2）常染色体隐性遗传病　常染色体隐性遗传病致病基因在常染色体上，在杂合状态时不表现相应症状。等位基因有一对致病基因在纯合状态时才发病。因正常的、显性基因的存在，致病基因的作用得不到表现，这样的个体虽然不发病，却能将致病基因传给后代，这种杂合子又称为“携带者。”其系谱特点：

1）患者双亲肯定是基因携带者，但表型正常。

2）患病与性别无关，男女患病机会均等。

3）子代有 1/4 发病、2/4 是携带者、1/4 正常。

4）患者子代不发病，但 1/2 是携带者。

5）近亲结婚发病率高。

常染色体隐性遗传病携带者相互婚配图解

（A 代表显性基因，a 代表隐性基因）

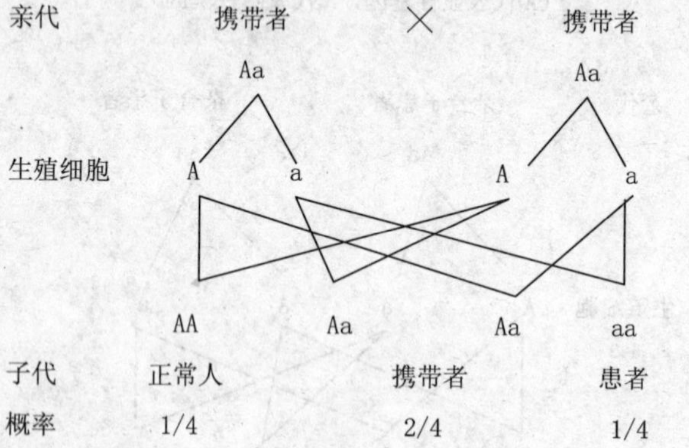

常染色体隐性遗传病携带者与患者婚配图解

（A 代表显性基因，a 代表隐性基因）

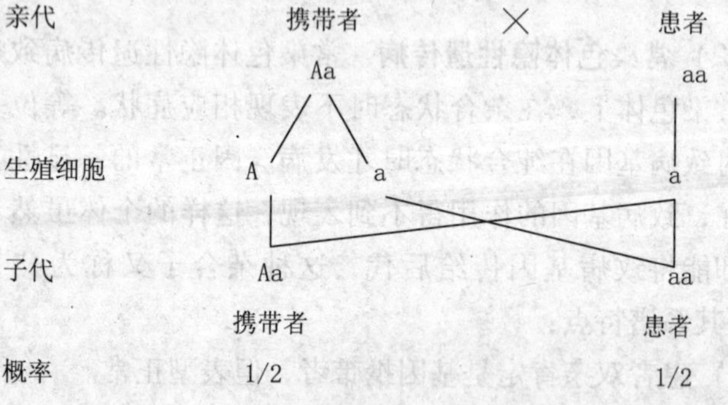

在发病率较高的一些隐性遗传病家族中，可见到携带者与患者之间的婚配（Aa × aa）。如：高度近视，父母一方为携带者，一方为患者，子代有 1/2 是患者，1/2 是携带者。

使家系中出现连续两代人都有高度近视，且发病率为1/2，类似显性遗传。

常染色体隐性遗传病携带者与正常人婚配图解

（A代表显性基因，a代表隐性基因）

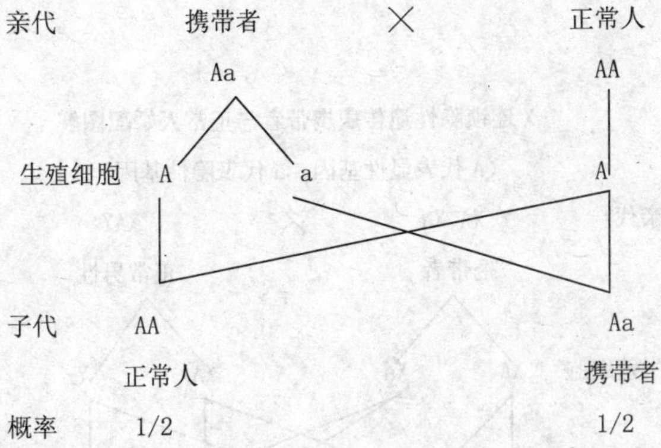

常染色体隐性遗传病携带者与正常人婚配，子代表现都正常，但有1/2是携带者。

26 单基因遗传病——性连锁遗传

(1) X连锁隐性遗传病 致病基因位于X染色体上，且隐性。基因可随性染色体向后代传递，使疾病的遗传与性别有关。X连锁遗传病中绝大多数属于X连锁隐性遗传。其系谱特点：

1）男性患者多于女性患者。

2）双亲无病时儿子可能发病，致病基因来自母亲。女儿则不发病，可能为携带者。

3）无父到子的传递。

4）杂合子女性通常不发病，但可有异常。

5）男性患者通过女儿将致病基因传给外孙，概率为1/2。

X连锁隐性遗传病携带者与正常人婚配图解

（A代表显性基因，a代表隐性基因）

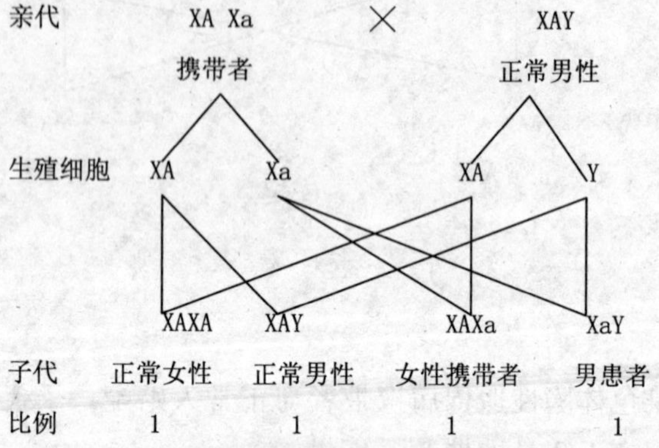

从理论上讲：后代中女性有1/2正常，1/2为携带者。而男性有1/2正常，1/2是患者。从表型上看：女性均正常，男性有1/2发病。较常见的X连锁隐性遗传病有：血友病、红绿色盲、DMD等。

X 连锁隐性遗传病携带者与患者婚配图解

（A 代表显性基因，a 代表隐性基因）

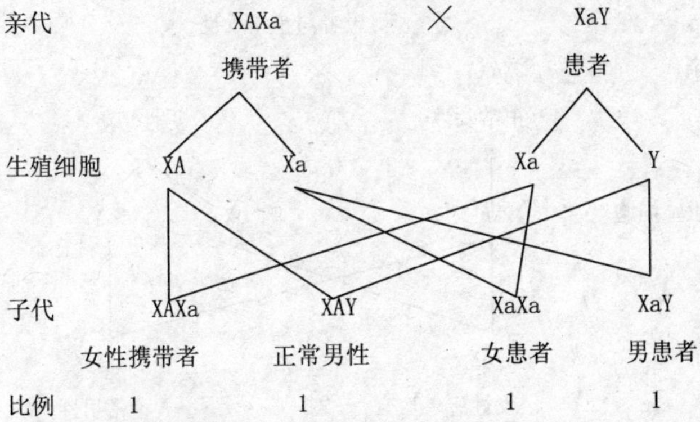

当出现女性患者时，说明患者的母亲是 X 连锁隐性遗传病的携带者。女患者将来生育后代时，女儿都是携带者，儿子都是患者。

(2) X 连锁显性遗传病 致病基因位于 X 染色体上，且为显性。基因可随 X 染色体向后代传递，女性发病率高。其系谱特点：

1）女性患者多于男性患者，约占 2∶1，但女性患者病情较轻。

2）患者双亲中必有一方为本病患者。

3）女性患者的子代中，各有 1/2 为患者。（见图解）

4）男性患者的子代中，女儿都患病，儿子都正常。（见图解）

5）每代均可出现患者，一般连续传递。

X 连锁显性遗传病种类较少，常见是抗维生素 D 性佝偻病。

X 连锁显性遗传病患者与正常人婚配图

（A 代表显性基因，a 代表隐性基因）

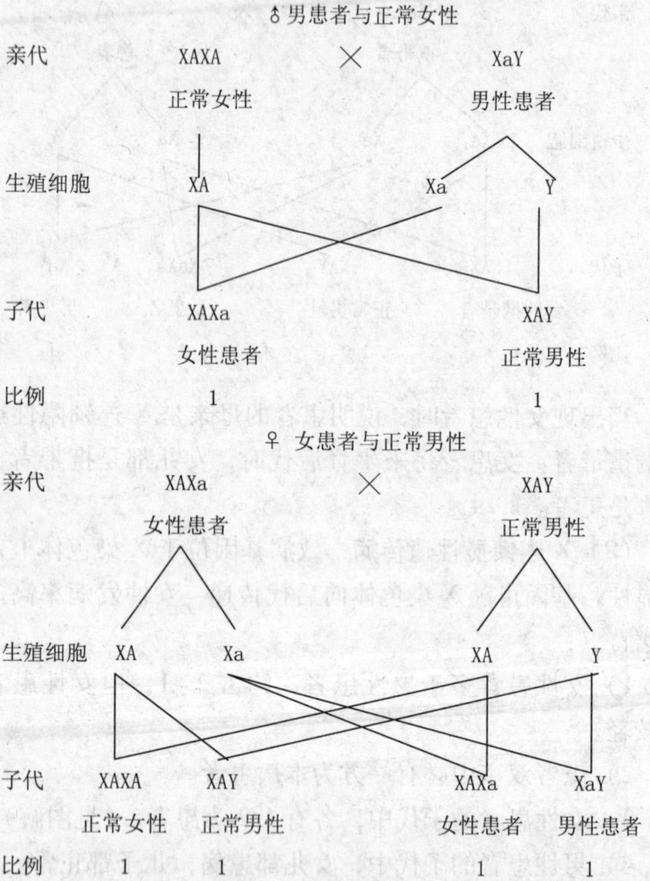

(3) Y 连锁遗传病 控制某种性状或疾病的基因位于 Y 染色体上，这些基因将随着 Y 染色体传递并表现出相应的性状和疾病。此种方式称为 Y 连锁遗传。

Y连锁遗传病特点：由父传子，再传孙。女性中不会出现相应遗传性状和疾病，也不传递有关基因。

Y染色体上的基因较少，多与睾丸形成、性别分化有密切关系。目前已知位于Y染色体上的致病基因有：睾丸决定因子定位于：Yq11、无精症基因位于：Yq11.23。外耳道多毛症基因等。

27 多基因遗传病

多基因遗传病系指由两对以上致病基因引起，各对基因之间呈共显性，每对基因作用微小但有累积效应，并受环境因素影响，即多基因遗传病是遗传因素和环境因素共同作用的结果。目前认识到的多基因遗传病约150种，群体中的发病率约为18%。

（1）多基因遗传病的特点

1）疾病发病率均高于0.1%。

2）有家族聚集性，患者亲属发病率高于群体发病率。但绘成图谱后不符合单基因遗传方式，同胞发病率低于1/2或1/4。

3）随着亲属级别降低，患者亲属发病风险明显降低。但与常染色体显性遗传病中亲属级别减低一级、发病风险降低1/2的情况不同。

4）近亲结婚时子女发病风险也增高，但不如常染色体隐性遗传病明显。

5）发病率有种族差异。

6）患者双亲与同胞、子女的亲缘系数相同，有相同的发病风险。

在多基因遗传病中，遗传基础和环境因素的共同作用，决定一个个体患病可能性的大小，称为易患性。易患性高者患病可能性就大。一般说易患性在群体中呈正态分布曲线。一个个体易患性的高低在目前是无法测量的。只能根据婚后所生子女的发病情况做出粗略估计。在多基因遗传病中，易患性的高低受遗传因素和环境因素的双重影响。遗传因素所起作用的大小称为遗传度。凡遗传度高的疾病，表明遗传因素在决定患病易患性上起重要作用。反之，则环境因素起重要作用。

一些常见多基因遗传病的遗传度

病　　名	群体发病率（%）	患者一级亲属发病率（%）	男: 女	遗传度（%）
唇裂 + 腭裂	0.17	4	1.6	76
腭裂	0.04	2	0.7	76
先天性畸形足	0.1	3	2.0	68
先天性髋关节脱臼	0.07	4	0.2	70
脊柱裂	0.3	4	0.8	60
无脑儿	0.2	2	0.4	60
先天性心脏病（各型）	0.5	2.8	—	35
精神分裂症	1.0	10	1	80
糖尿病（青少年型）	0.2	2～5	1	75
哮喘	4	20	0.8	80
先天性幽门狭窄	0.3	男性先证者 2	5.0	75

续 表

病　　名	群体发病率（%）	患者一级亲属发病率（%）	男:女	遗传度（%）
先天性巨结肠	0.02	女性先证者10 男性先证者2 女性先证者8	4.0	80
强直性脊柱炎	0.2	男性先证者7 女性先证者2	0.2	70
高血压病	4~8	15~30	1	62
冠心病	2.5	7	1.5	65
消化性溃疡	4	8	1	37

28　染色体病概述

每个组成人体的有核细胞里都有46条染色体，这46条染色体是成双成对的，也叫同源染色体。每一对同源染色体中，一条来自父亲，一条来自母亲，染色体按大小可以排列成23对，从1号到22号称为常染色体，第23号是性染色体，女性写作46，XX；男性写作46，XY。根据染色体病变的部位，可分为常染色体病和性染色体病。如果染色体多一条或少一条，或多一部分，少一部分，那么身体里便多了或少了成百或上千个基因，对一个人的生长发育会造成很大影响而引起严重的疾病。

染色体病大致分为：数目畸变、结构畸变。目前发现的人类染色体病大约有千种以上。除染色体平衡易位携带者和少数性染色体异常外，几乎所有染色体病患者都有智力低下和发育迟缓。据调查：在早孕流产的胚胎中染色体异常占50%。染色体平衡易位携带者在一般人群中占1.9‰。这些平衡易位携带者因大多数没有遗传物质的丢失，本人表现正常，但其生育染色体异常患者的概率高达50%～100%。其自然流产率、死胎、死产率、生育异常儿均明显高于正常人。

（1）染色体数目异常

1）常染色体三体综合征　某一号同源染色体数目有三条，使染色体总数为47条。一条额外染色体的增加使大量基因增加，破坏了基因之间的平衡，严重干扰了胚胎发育。所以50%的常染色体三体型仅在流产的胚胎中见到。能够出生的常染色体三体型患儿有：21三体、18三体、13三体等。三体综合征患儿都有先天智力低下、发育迟缓的特征，多数合并先天性心脏病，除21三体外，患儿很难活到1岁，21三体患儿也只有少部分可以活到成年。

2）常染色体单体综合征　某一号同源染色体数目只有一条，使染色体总数为45条。由于缺少一条染色体使得大量基因缺失，胚胎基本不能存活，多在胎儿期死亡。所以本病少见。现已有21单体、22单体出生报道。但多数存活期较短。

3）性染色体数目异常　由X或Y染色体数目异常所引起的疾病。共同临床表现为性发育不全或两性畸形，有的患者生殖能力下降，原发闭经、智力较差。较常见有单体（45，X），三体（47，XXY、47，XXX、47，XYY），多体（48，XXXX、48，XXXY、48，XXYY）等。

（2）**染色体结构异常** 人体细胞中的染色体在各种因素的影响下，可以发生断裂，断裂后的染色体片段可以以不同方式相互连接，形成多种不同结构的染色体，或断裂后的染色体片段部分丢失。这种染色体结构畸变实际上是遗传物质的增减或位置改变。这种畸变不同程度地影响机体的发育和生存。这些染色体结构异常可分为：

1）平衡易位 某个染色体断片从原来位置转移到另一条染色体的新位置上，因遗传物质没有丢失，所以平衡易位携带者本人没有症状。但是在产生卵子和精子的时候发生染色体不均衡的情况较多，使受精卵不能发育，引起胎停育或自然流产。能够到妊娠晚期的死胎，死产，染色体不平衡患儿的发生率也较高。

- 罗伯逊易位：是端着丝粒染色体之间的整臂易位。多数为14号和13号染色体之间的易位。也有14/21之间易位，凡易位型有21号染色体者将来生育发生21三体的机会较大。同源染色体易位如13/13、14/14、15/15、21/21、22/22其携带者生育时，因产生的配子染色体不平衡，除流产外所生子代100%不正常。

- 相互易位：两条非同源染色体各自发生一处断裂，断片相互交换并重新连接形成两条新的衍生染色体。这是一类较常见的染色体畸变。这种易位携带者可能产生18种配子，其中只有一种是正常的，一种是平衡易位携带者。余下16种均为染色体不平衡配子，其结果是自然流产。因此染色体相互易位的患者自然流产率较高。

2）复杂易位 三条以上的染色体相互交换其断裂节段，由此形成新的衍生染色体，这样的结构畸变称为复杂易位。

这种复杂易位的患儿有多发畸形，生存期短。

3）缺失　指染色体部分丢失。可分为末端丢失和中间缺失。几乎每条染色体都可以发生末端缺失。较常见的是5号染色体短臂缺失——猫叫综合征。

4）倒位　一条染色体内发生两处断裂，形成上中下三段，中段上下旋转180度，再连接起来。这条新染色体上中下三段依然维持相对位置，但中段颠倒。这样的结构畸形称为倒位。如倒位的片段发生在染色体长臂或短臂内称：臂内倒位；如倒位的片段发生在着丝粒两侧，则称为：臂间倒位。

一般来讲，倒位仅引起基因顺序的改变，遗传物质并没有增减，其表型可以正常，但在形成配子的时候，倒位可影响同源染色体配对，如倒位节段较长，交换后重复和缺失部分较多，胚胎就会死亡。臂间倒位常见于9号染色体，而臂内倒位较少见。

5）等臂染色体　一条染色体的两臂在形态上和遗传上相同。可由于同源染色体均在着丝粒处断裂，两条长臂或短臂各自在着丝粒处连接而成。也可因染色体的着丝粒分裂错误导致着丝粒横断，然后长臂或短臂的姐妹染色单体分别形成两个等臂染色体。较常见的是X染色体长臂等臂。在Turner综合征中，此种核型占15%～20%。

6）其他结构异常　染色体部分重复、插入、环状染色体、双着丝粒染色体等。患者多数有智力低下、发育障碍等。

对可疑染色体病的患者或有不明原因自然流产家族史的患者，在婚检时应进行染色体检查，以便确诊后给予相应的婚育指导。凡是染色体平衡易位携带者在妊娠时需做产前诊断。

29 体细胞遗传病

是由于体细胞基因突变引起的疾病。如：恶性肿瘤、先天畸形、自身免疫缺陷及衰老等。还有些人将艾滋病、乙肝称为获得性遗传病。这是因为肌体通过获得某些遗传信息而发生的疾病。因病毒 DNA 整合到人类细胞（包括生殖细胞）基因组内，可损伤人体细胞的 DNA，从而导致体细胞遗传病的发生。生殖细胞内整合了病毒 DNA 也可传递给后代，如父亲是乙肝病毒携带者，也可传递给子女。

30 线粒体病

线粒体是细胞内的一个重要的细胞器，存在于人体所有的细胞内。不同组织细胞中线粒体数目有差异。如：肝细胞、心肌、骨骼肌等组织细胞内线粒体数目较多，而精子中则较少。线粒体病是由于 mtDNA 突变引起，并有自己的遗传系统。由于精卵结合后的受精卵中绝大部分线粒体来源于卵细胞，所以，线粒体遗传系统往往表现为母系遗传。目前已发现线粒体基因病 100 多种。多数为遗传性视神经病和脑病、心肌病等。如：母系遗传性肌病和心肌病、线粒体心肌病及 Leber 遗传性视神经病等。由于线粒体基因病的突变基因在 mtDNA 上，其传递表达完全不同于核基因突变引起的遗传病，所以，成为一种独特的遗传病。

31 常见染色体病

（1）先天愚型（21 三体综合征） 先天愚型又称唐氏综合征，临床上以明显智力低下和生长发育障碍、特殊面容及多发性畸形为特征，它是最早被确定的染色体病。

发病机制尚不明确，主要原因是染色体不分离引起。可能是因21号染色体随体联合频率较高，增加了不分离的发生概率。有资料证实：母亲生育年龄与先天愚型儿发病率呈正相关，即母亲年龄越大，出生21三体综合征患儿的几率越高。除此之外，环境因素的影响如：病毒感染，射线的接触，孕期服用不适当药物及遗传因素（平衡易位携带者）等。

细胞遗传分型：

1）完全型21三体　患者比正常人多一条21号染色体。核型为：47，XX（XY）+21，占全部先天愚型患者的95%，临床表现典型。

2）嵌核型　在同一人体内存在正常细胞核型46，XX（XY）又有21三体的异常核型47，XX（XY）+21。此类病人临床表现可以典型，也可以很轻，这主要取决于正常细胞与异常细胞的比例。患病率占全部先天愚型患者的1%。

3）易位型　占全部先天愚型患者的4%，主要是罗伯逊易位。一条21号染色体可以易位到D组染色体上。如易位的个体中遗传物质没有增加或缺失，则表型正常，称为：平衡易位携带者。如易位的个体中遗传物质不平衡则有明显的临床表现。

21三体综合征患儿往往合并先天性心脏病，过去多数存活不到成年。但近几年由于生活水平提高，部分21三体患者已进入婚育期，对他们的婚育指导就显得非常重要，这部分患者婚后怀孕期一定要进行产前诊断，以减少染色体病儿的出生。现在所有的孕妇在孕中期都可以通过产前筛查推算怀有21三体儿的风险系数，如风险系数较高可以通过产前诊断确诊是否怀有三体综合征的患儿。以减少患病儿的出生。

（2）先天性卵巢发育不全综合征

又称 Turner 综合征，是染色体异常引起卵巢发育不全的一种疾病，为较常见的性染色体异常，是由于父母在生殖细胞减数分裂或受精卵的卵裂过程中发生性染色体不分离所致。多为精子形成过程中异常导致。有多种核型，以 45，X 最常见，占 50% ~60%。卵巢外观细长而薄，色白而质硬，甚至仅为条索状。其组织切片仅见间质而无卵泡存在。

1）临床表现　较轻者有月经初潮延迟、周期长、经量过少，重者可闭经，子宫发育不全；第二性征发育不全，乳房乳头不发育、身材矮小、胸廓桶状、骨质疏松、蹼颈、肘关节外翻、主动脉弓狭窄等畸形。若正常性染色体占多数，则异常体征较少。智力有正常或较差。内分泌检查：雌激素水平低，促性腺激素升高，FSH 接近绝经水平。

2）诊断　有以上典型临床表现，在婚前体检时可作初步诊断，再进一步作染色体检查，核型为 45，XO 则得以确诊。

3）治疗　治疗多在青春期开始，根据病情给予相应治疗。性激素应用时间非常关键。

4）婚育指导　性生活一般无影响，但性欲偏低无生育能力。若仅是第二性征发育不良，在青春期易被忽视，没有治疗。所以在婚检时要注意第二性征的发育，再结合月经史，可做出初步诊断，因不能生育对婚姻家庭影响较大，要向双方解释清楚。

（3）Klinefelter 综合征

又称先天性睾丸发育不全综合征，是染色体异常引起睾丸、曲精细管发育不全的疾病，是由于父母在生殖细胞减数分裂或受精卵的卵裂过程中发生性染色体不分离所致，属于性染色体异常疾病。本病核型有多种，以47，XXY为常见核型，约占80%。多余X染色体的基因对睾丸有不利影响。X越多则症状越重。

1）临床表现　患者男性，青春期前不明显。有正常的躯体和正常大小的睾丸。青春期后发现外生殖器发育不良，睾丸小而硬，曲精管萎缩。部分患者有男性乳房发育，身材高大、肥胖或细长型，第二性征发育不良，无喉结、胡须。98%患者呈不育症。

2）诊断　婚检男科检查发现小睾丸经染色体检查可确诊。

3）婚育指导　患者多数无生育能力。建议做精液检查，双方知情不影响结婚，但患者性功能较正常人差，对方应知情。

（4）性反转综合征

患者表型与其外周血染色体核型不相符。

1）46，XY女性综合征　（单纯性腺发育不全症）社会性别为女性，但染色体核型是46 XY；也称为Swyer综合征。有报道家族中“姐妹”同患此病。遗传方式有几种说法：①多基因，未定。②伴性隐性遗传或男性限性的常染色体显性遗传。

临床表现：外表为女性，身材较高，第二性征发育欠佳，阴蒂较肥大。体内有条索状性腺及发育不全的输卵管和子宫。原发闭经，无生育能力。患者多以不孕症或原发闭经就诊。外周血染色体检查，核型为：46，XY。

婚育指导：婚检中发现原发闭经或子宫发育不良者应进行染色体检查。凡染色体核型与表型不符时，应进行SRY基因检测。患者不影响结婚但无生育能力。条索状性腺有恶变的可能性，应切除。肥大的阴蒂也可以切除。切除性腺后可用雌激素替代疗法。

2）46，XX男性综合征　患者表型是男性，但染色体核型是46，XX。

临床表现：与Klinefelter综合征相似，但身材较矮，第二性征发育较差，睾丸及外生殖器偏小，无精子或少精子。患者多无生育能力。实验室检查：黄体激素和滤泡刺激激素血浆值升高，血浆睾酮值降低，雌二醇升高。外周血染色体检查，核型为：46，XX。

婚育指导：婚检中发现小睾丸的患者应进行染色体检查。染色体核型与表型不符时，进行SRY基因检测。并常规精液检查，如有生育能力，建议女方怀孕后进行产前诊断。

32　与遗传有关的骨科疾病

（1）先天软骨发育不全综合征　是侏儒中最常见的一型，以头大、肢体短粗为特征。遗传方式属常染色体显性遗传，基因位于第4号染色体上。若患者父母为正常人，则是基因新发突变所致。

1）临床表现　头大、面部宽、前额和下颌前凸、鼻梁扁平、四肢显著短粗，尤其是上臂及大腿过短。身材矮小，男性不超过130厘米；女性不超过120厘米。关节松弛，可见膝内翻和弓形腿。手足短而宽。躯干相对过长，上部量是下部量的1.6倍以上。智力一般，内分泌正常。

2）婚育指导

• 结婚问题：双方自愿的情况下虽不影响结婚，但如女方是患者，因其骨盆畸形，尾骨前翘使阴道变窄，结婚时应向双方讲明性生活注意事项。

• 有关生育问题：本病属于常染色体显形遗传，后代再发风险率高达50%。如患者为女性，除遗传因素外，患者下腹部较短，腰椎过度前突，怀孕后难以承受增大的子宫，很难到孕晚期。建议最好不要生育。如男方是患者女方正常，怀孕后应通过羊水DNA或脐血DNA进行产前诊断，以便生育正常儿。无产前诊断条件的地方，可通过彩超观察胎儿长骨的发育确诊。

(2) 成骨发育不全综合征 是一种全身性结缔组织病。主要影响骨、肌腱、韧带、巩膜内耳等。女性多见又称脆骨病。多数常染色体显性遗传，常可追寻出家族史。少数为常染色体隐性遗传。

1）临床表现

• 先天型：指胎儿期已发病，属严重型。出生时既有多处骨折，常因颅内出血生后不久即死亡。个别可在孕晚期超声发现胎儿骨折。

• 迟发型：病情较轻。可见于1岁后发生骨折。以多次骨折伴有蓝色巩膜、进行性耳聋为其特征。青春期后骨折减少。患者身材矮小、脊柱弯曲，脊椎呈双凹变形。因角膜菲薄绝大多数病人巩膜呈蓝色。牙质生成不全，牙畸形。耳聋常发生在30岁以后，是由于耳骨化致传导性聋。

2）婚育指导　可存活至婚育年龄者多为迟发型，病情较轻。不影响结婚，但由于后代发病率较高，建议慎重考虑生育问题。如已经怀孕，建议产前基因诊断。无基因诊断技术的地方可彩超观察胎儿骨骼情况。但彩超很难发现迟发型成骨发育不全综合征。

(3) 指骨异常

1) 多指症　是手部常见畸形。遗传方式为常染色体显性遗传，有明显家族史。

临床表现：

- 软组织型：仅为一团软组织，缺乏骨、软骨或肌腱。
- 近似正常型：与正常手指接近，有完整掌骨。
- 外形完整型：有骨骼但无活动。

2) 并指症　有软组织并指和骨骼并指。多数为常染色体显性遗传，各别为常染色体隐性遗传。

临床表现：

- 软组织并指：指骨无异常，关节完整，功能不受影响。指间软组织连接呈指蹼状。
- 骨骼并指：两指骨部分或完全骨性融合。可影响手指功能。

婚育指导：不影响婚育，但因多是常染色体显性遗传病，后代再发风险率高。夫妻一方为患者的在生育后代时应有思想准备。

(4) 隐性脊柱裂　脊椎后弓的两半未能会合而造成缺损称为脊柱裂。通常发生在腰骶部，少数在颈部。椎管内容物有膨出为显形脊柱裂，无膨出为隐性脊柱裂。遗传方式：多基因遗传。遗传度是60%。母亲怀孕期缺乏叶酸也可造成脊柱裂。

1) 临床表现　因脊椎后方缺损小，缺口一般被纤维组织所填补。所以外表无特殊，但有的局部皮肤可凹陷，色素沉着及有丛毛。个别严重的患者可引起弓形足，马蹄内翻足和遗尿症。多数患者有慢性腰痛。

2）治疗　正常人10岁后脊柱发育加速，脊髓随脊柱的生长向上移动。少数隐性脊柱裂患者硬脊膜和神经根因无椎弓保护，与背部结缔组织粘连，阻止脊髓上移，牵拉马尾神经引起神经营养不良，尿失禁等症状。对有此症状前兆的应实施手术治疗。没有症状者，不需治疗。

3）婚育指导　不影响结婚及生育。女性在怀孕前和孕期应注意补充叶酸，早孕期应避免发热及有害物质接触。

33　与遗传有关的皮肤病

（1）白化病　是一种因酪氨酸酶缺乏引起的，遗传性皮肤及其附属器官色素缺乏的疾患，属常染色体隐性遗传。

1）临床表现　全身皮肤毛发呈白色；眼睛虹膜呈淡灰色或淡红色，半透明，视网膜无色素，畏光、眼球震颤、视力下降。患者对光敏感，日晒后皮肤可增厚、角化过度、易患鳞状上皮癌。

2）婚育指导　白化病患者与正常人婚配所生子女均不发病，可以婚育，但子代有50%是致病基因携带者。白化病患者与基因携带者婚配则可生育患者。因此应进行白化病的产前诊断，凡是白化病的患者或有白化病家族史的孕妇在怀孕中期均可进行产前诊断，防止患儿出生。如两个白化病患者结婚，则应慎重考虑生育问题。

（2）鱼鳞病　是一种皮肤角化过度性疾病，幼年开始发病，也有迟发型，为常染色体显性遗传，有外显不全现象。

1）临床表现　出生时症状不明显，数月后发病，在背部、四肢的伸侧出现褐色或棕色菱形、鱼鳞状鳞屑。对称分布，皮肤干燥，夏轻冬重。自觉微痒 。一般青春期汗腺分泌旺盛时减轻或消失。

2）婚育指导　不影响婚育。因是常染色体显性遗传，后代再发风险高，建议孕前遗传咨询及产前诊断。

（3）银屑病　俗称牛皮癣，是一种具有特殊性脱屑并易于反复发作的增值性慢性皮肤病。（寻常型和脓疱型）属多基因遗传病。家族中患者人数高于群体发病率。

1）临床表现　皮肤上有红色丘疹、斑疹、略高于皮肤，边界清楚，表面覆有多层银白色鳞屑。皮疹可累及全身，但多发生在四肢伸侧，尤其是关节处、头皮发际处。此病可持续数年，甚至终生。一般冬重夏轻，夏季皮疹可完全消退，秋冬季再复发。

2）婚育指导　不影响婚育。此病为慢性皮肤病，患者服药治疗期间不宜怀孕。建议准备怀孕前应停药一段时间并做好孕前检查及咨询。

34　与遗传有关的眼科疾病

（1）红绿色盲和红绿色弱　先天性对红绿颜色辨认能力减弱或辨认困难。遗传方式：多数属于X连锁隐性遗传。红绿感光色素的基因位于X染色体Xq28区。正常男性只有一个红色觉基因，有多个结构相同的绿色觉基因。红色盲和红色弱是因红色觉基因全部或部分缺失所致。绿色盲和绿色弱是因某一个或所有绿色觉基因的全部或部分缺失所致。色觉基因缺失的部位和范围与色觉异常程度有关。

1）临床表现　在没有正常色觉体检前，患者通常不知道有色觉异常。通过色觉检查图可区分出是红绿色盲还是红绿色弱。本病男性患病明显高于女性。

2）治疗　无需治疗。可佩戴色盲镜。

3）婚育指导　不影响婚育。如男性是患者与正常女性结婚，其子代无论男女均不发病，但女儿是致病基因携带者。如患者是女性与正常男性结婚，则所生儿子会发病，但女儿只是致病基因携带者。

（2）高度近视　指屈光度数 >6D，眼轴明显延长，眼底有萎缩变性的近视，又称变性近视。遗传方式：多数为常染色体隐性遗传。也有报道常染色体显性遗传的家系。在隐性遗传家系中，如夫妻均为患者，其子女发病率是 100%。如夫妻一方患病，一方正常，子代均不发病但是全部为隐性基因携带者。如一方患病一方是携带者，子代发病率约 50%。如双方均为杂合子时，子代发病率为 25%。

1）临床表现　少数先天性，出生时已发病。多数少年期发病，病情逐渐加重屈光度达 -6.0 以上。有些可达 -10.0以上。眼底可见玻璃体液化、浑浊，视网膜脉络膜萎缩斑，并发症较多，如视网膜脱离、白内障等。

2）治疗　配戴眼镜矫正视力。

3）婚育指导　不影响结婚。但两个患高度近视的人结婚其子女发病率是 100%，所以应有思想准备，建议慎重考虑生育问题。

（3）先天性白内障　指患者一出生就发生的白内障。可因环境或遗传因素造成。母亲孕期患风疹或内分泌失调亦可引起胎儿先天性白内障。遗传方式：在先天性白内障中 1/3 肯定是遗传的。多数属于常染色体显性遗传。少数病例是常染色体隐性遗传。有约 1/3 病例是由环境因素造成的（母亲孕期风疹感染，营养不良等），另外1/3是散发的无明显环境因素，其中部分是遗传性的，如单发的隐性遗传或显性突变的第一代病例。

1）临床表现

- 前极性白内障：混浊在前极囊下为小圆形白点。一般为双侧性，静止性，对视力影响不明显。
- 后极性白内障：混浊在后囊中央，因位于结点附近对视力有一定影响。一般为对称双侧性、静止性。
- 绕核性白内障：为晶状体中央呈盘状混浊。中央较淡而周围部分较浓密。视力明显减退。多数为双眼静止性。但也可发展成全白内障。
- 核性白内障：晶状体核呈弥漫性灰白性混浊，其中央较浓密而周边较淡。对视力有影响。瞳孔缩小时视力明显下降，瞳孔散大时视力显著增加。
- 全白内障：晶状体全部混浊。为双侧性，严重影响视力。若不能及早手术，可致眼球震颤和弱视。是盲童的主要致盲眼病。

2）治疗

- 静止性，对视力影响不大者，一般不需治疗可定期观察。
- 影响视力的以手术治疗为主。

3）婚育指导　先天性白内障，无家族史并为散发性病例的，子女发病概率不高。不影响婚育。但因本病有复杂的遗传异质性，应做好孕前咨询及孕期保健，防止病毒感染。如家族中有连续几代发病的患者，可能是常染色体显性遗传家系，在生育前应进行遗传咨询，估计后代发病的风险。

(4) 先天性小眼球 先天性眼球直径小于正常，可伴有眼部其他畸形。先天性小眼球有25%与遗传有关。遗传方式有显性、隐性、和性连锁等。大部分病例是散发的，与母亲孕期的环境因素有关，如风疹感染、X射线辐射等。各种不同的基因突变均可导致小眼球，说明此病存在遗传异质性。全身畸形伴发小眼球多与染色体异常有关。

1）临床表现

- 单纯性小眼球：眼球是正常的2/3或更小，但无其他畸形。眼眶、眼睑均较小，眼球小，位于眼眶深处，角膜小，前房浅，常为高度远视。
- 缺损性小眼球：眼球变小合并虹膜、脉络膜、视神经缺损。
- 伴有眼球其他畸形的小眼球：除小眼球外伴有先天性白内障、无虹膜等。

2）治疗 无特效疗法。可配镜矫正屈光不正，合并白内障者可手术治疗。

3）婚育指导 应进行详细家系调查，确定是否为遗传性。如是散发，无家族史者后代再发风险不高，不影响婚育。对有家族遗传史的双侧小眼球合并白内障者，多是显性遗传，后代再发风险高达50%，应慎重考虑生育问题。

(5) 视网膜母细胞瘤（RB） 是以视网膜内颗粒层或节细胞层和外颗粒层为起源的胚胎性恶性肿瘤。是眼科常见的与遗传有关的恶性肿瘤，多见于儿童。本病包括遗传型与非遗传型。双眼发病或多灶者无阳性家族史也属于遗传型。单眼发病多为非遗传型。但也有约15%～20%是由于生殖细胞突变所致，可将致病基因传给后代。视网膜母细胞瘤常见于以下3种情况：①常染色体显性遗传　约40%的病例为遗传型。其发病是由于患病双亲或携带者父母遗传所致。这类患者发病早，平均发病时间为10个月婴儿，约85%为双侧性，有多个病灶，易发生第二恶性肿瘤。也有10%～15%为单眼发病，可能是外显不全所致；②基因突变　60%的病例为非遗传型，是由于患者视网膜母细胞产生基因突变引起。此类不遗传，患者发病较迟，平均发病时间为生后18个月，多为单侧发病，不易发生第二恶性肿瘤；③染色体畸变　1%～5%的RB有体细胞染色体畸变。主要是13q14缺失或易位。用分子遗传学方法证实70%的RB具有等位基因杂合性丢失。

1）临床表现　眼内生长期：早期症状和体征为视力障碍和眼底改变。可发生于眼底的任何部位。如发生于视网膜内核层，易向玻璃体内生长。称内生型。如发生于视网膜外核层，易向脉络膜生长，称外生型。此期视力发生改变甚至丧失，瞳孔扩大，经瞳孔可见黄白色反光，称为："黑蒙性猫眼"。

- 眼压增高期　眼内视网膜母细胞瘤生长增大，特别是影响脉络膜和前房时，可引起眼压升高，出现明显的头痛、眼痛、角膜水肿等青光眼症状。眼球膨大，角膜变大形成"牛眼"。

- 眼外扩展期：可穿破角膜或巩膜形成突出于睑裂的肿块。或眶内形成肿块，使眼球突出，严重者整个眼球脱出眼眶。

- 全身转移期：晚期可经视神经向颅内转移，经淋巴向淋巴结、软组织转移。经血循环向骨骼及内脏转移，最终导致死亡。

2）治疗　以手术治疗为主，摘除眼球及眼眶内容物剜除术。放疗：未分化型对放疗敏感。光凝治疗：适用于较小的肿瘤。

3）婚育指导　由于现代医学的发展，许多患者已可以治愈达到婚育年龄，而且对此病也可以进行产前诊断。因此，RB 不影响婚育，但应进行遗传咨询和产前诊断。

视网膜母细胞瘤亲属发病风险的估计（Warburg 法）

咨询对象	双侧病例		单侧病例	
	家族性（%）	散发性（%）	家族性（%）	散发性（%）
患者子女	40～45	40～45	40～45	8*
患者同胞	40～45	5.7*	40～45	0.6*
患者未发病同胞子女	6.7	很低	6～7	1～1.7*

*经验值

但如果双方都是视网膜母细胞瘤的患者则建议最好不生育。

35　遗传性耳聋

（1）先天性聋哑　因遗传缺陷所致的内耳及内耳神经发育不良引起的聋哑。患者出生后即有听力障碍。母亲妊娠期患有风疹病毒感染或药物中毒（链霉素）也可影响胎儿内耳发育导致先天性聋哑。遗传方式：以常染色体隐性遗传占多数（70%），有8%～12%的病例属于常染色体显性遗传，1.5%为X连锁隐性遗传。20%是因环境因素影响而发病的。目前认为：大约有35个基因位点与先天聋哑有关。当这35个基因位点每对基因为纯合子时都可能导致发病。

1）临床表现　婴幼儿期听力已严重受损，失去学习语言的机会，成为聋哑人。但智力正常。

2）婚育指导　因常染色体隐性遗传占多数，不建议两个先天性聋哑人结婚，但如双方坚决要求，尊重本人意愿。因后代再发先天聋哑风险高，应慎重考虑生育问题。但因不同的患者致病基因有不同的位点，所以有些先天性聋哑夫妇致聋基因不在同一位点时，他们也可以生育正常子代，但子代仍是致病基因携带者。因此建议婚后进行遗传咨询。

（2）迟发性感音性耳聋　只聋不哑的与基因突变有关的遗传病。遗传方式：属于常染色体显性遗传。有明显的家族史。

1）临床表现　出生时听力正常，耳聋始于儿童（8～12岁）或青年时，到成年时进行性加重，30岁左右已很严重。为双侧对称性，理解语言能力良好。只聋不哑。电测听力检查呈典型的高音缺损、前庭反应正常。

2）婚育指导　不影响结婚。因是常染色体显性遗传，后代发病率较高，应慎重考虑生育问题。

36　与遗传有关的神经系统疾病

（1）肝豆状核变性　是由于铜代谢障碍导致铜在组织中过度堆积而引起的一种疾病。又称：Wilson病。遗传方式：常染色体隐性遗传。基因定位于13q14.3。现在可做基因筛查。

1）临床表现　本病多发于10~25岁，早可至4岁晚至50岁。

• 神经系统症状：肢体出现较大震颤、手足徐动、四肢屈曲、肌张力增高、舞蹈样动作；面具样脸孔，苦笑貌，语言含糊不清等。

• 肝脏损害：胃肠道症状，转氨酶增高、黄疸、可有腹腔积液、脾肿大等。

• 角膜色素环（K-F）：位于角膜周边，宽1~3毫米，呈黄棕色或黄绿色。

• 精神症状：易激动、兴奋、性格行为改变，后期可痴呆。

• 其他：出现肾性糖尿，高尿钙证，引起骨质疏松。少数患者可出现急性溶血。

在10岁以前发病者，多以肝损害表现为主。10岁以后发病者多以神经系统症状为主，病程进展较缓慢。

2）治疗　低铜饮食，药物治疗（减少肠道对铜的吸收）。对症治疗。服用左旋多巴减轻震颤及肌强直等。

3）婚育指导　首先应避免近亲婚配。因是隐性遗传病，患者与正常人婚配所生子女不发病，只是携带者。所以凡是与患者结婚的正常人都应进行基因诊断，排除隐性基因携带者的可能性。凡是亲属中有此病的患者，建议双方进行基因诊断，早期诊断出杂合子，有利于今后生育指导。

（2）癫痫　是一组以反复发作的大脑神经元过度放电所致的暂时性中枢神经系统功能紊乱为特征的病症。由于放电所涉及的神经元部位、范围及其功能不同，所出现的临床症状各有不同。癫痫分为原发性和继发性癫痫。遗传方式：多数人认为是多基因遗传。但也有常染色体显性和隐性遗传者。

1）临床表现

• 癫痫大发作：常见，主要表现为全身发作性抽搐与昏迷。抽搐发作突然、短暂，全身肌肉强直性痉挛，眼球上转，喉痉挛发出叫声，咬破舌头，持续10～20秒后肢体开始阵发性屈曲痉挛，瞳孔放大，口吐白沫伴有意识丧失。可有尿失禁。从发作开始到意识恢复约5～8分钟。

• 癫痫小发作：突然发生和突然停止的意识障碍。持续5～30秒，事后对发作无记忆。通常是手持物掉下，但患者不会摔倒。

• 局限性发作：发作只限于身体的一部分，出现重复抽搐动作，多见于口角、眼睑、手指等，不伴有意识丧失。

2）婚育指导　癫痫患者在病情相对平稳的情况下可以结婚。两个癫痫患者结婚，最好不生育。原发性癫痫多有家族史，应慎重考虑生育问题。尤其患者是女性时。因女性患者妊娠期服用抗癫痫药物对胎儿有致畸作用，一旦停药又可能癫痫发作，孕期癫痫发作可使胎儿缺氧及致畸，故应慎重考虑生育问题。

（3）神经纤维瘤病　以皮肤上有牛奶咖啡色色素斑和多发性神经纤维瘤为特征的疾病。遗传方式：常染色体显性遗传，外显率有差异。子代再发风险高，但多数患者除皮肤色素沉着外无神经系统症状。

1）临床表现

• 皮肤色素沉着：好发于躯干不暴露部位，斑点的大小、形状、数目不一。

• 皮肤和皮下肿瘤：多在儿童后期出现，主要分布在躯干，呈粉红色，固定、有蒂、质地较软。小可如针尖，大可呈橘子。位于浅表皮的神经纤维瘤可移动并伴有疼痛。

• 神经肿瘤：有30%～46%的患者有神经系统症状。肿瘤可位于颅内、椎管内，肿瘤压迫不同部位可产生相应症状。

2）婚育指导　不影响结婚。但在生育前应进行遗传咨询。了解后代发病的概率，如患者是女性，怀孕后身体原有的损害可能快速发展，新发皮疹也会增多。所以女性患者应根据自己身体情况慎重考虑生育问题。

（4）遗传性共济失调　又称 Frederich 共济失调。以小脑、脊髓受损为主要临床症状，伴有心肌受损。遗传方式：常染色体隐性遗传。父母近亲结婚子代发病率高。

1）临床表现：患者出生时正常，多数在12～13岁发病，少数可迟至30岁。男女患者大致相等。逐渐起病，发展缓慢。初期步态不稳，站立时身体摇晃，双足叉开，闭目难立征阳性。肌张力低，病情进展后双上肢变得笨拙，震颤，说话缓慢且含糊不清。骨骼畸形是本病又一特征，多数患者有弓形足、脊柱后凸。1/3患者有心肌损害。

2）婚育指导　患者是隐性遗传病，与正常人结婚后代不发病，但都是隐性基因携带者。如患者是女性，最好不生育，因患者心脏功能受损且神经系统功能异常，难以承受妊娠。

37　地中海贫血

地中海贫血是由于珠蛋白基因的缺失或缺陷，使一种或几种正常的珠蛋白链合成受到抑制所引起的溶血性贫血。因最早发现于地中海地区而得名。我国多见于南方地区。

(1) α地中海贫血 指α链受到部分或完全抑制而产生的一组血红蛋白病。人体每个细胞中有4个α基因，缺失一个α基因称为α+地中海贫血；缺失两个α基因称为α°地中海贫血；缺失三个α基因为HbH病；α基因都缺失为Hb Barts胎儿水肿综合征。遗传方式：为常染色体不完全显性遗传。

1）临床表现 Hb Barts胎儿水肿综合征多于妊娠30～40周内早产死亡。早产儿生后苍白、水肿、半小时内即死亡。HbH病出生时无临床表现，多数骨髓可代偿，溶血轻微或不存在。随年龄增长症状加重，出现贫血、黄疸、肝脾肿大、骨骼改变及特殊贫血面容。

2）治疗 不需治疗，预防感染。急性期可输血。

3）婚育指导 凡有α地中海贫血家族史者，建议双方在婚检时进行α地中海贫血的基因诊断。对α基因缺失的地中海贫血携带者根据双方的基因型进行相应婚育指导。如双方均为α基因缺失携带者，建议孕期进行产前诊断，避免Hb Barts胎儿水肿综合征患儿出生。

(2) β地中海贫血 因β珠蛋白合成受到部分或完全抑制而产生的一组血红蛋白病。β地中海贫血与α地中海贫血不同，只有少数β地中海贫血是因基因缺失引起，绝大多数是由于点突变引起。遗传方式为常染色体隐性遗传。致病基因纯合子表现为重型地中海贫血。杂合子表现为β轻型地中海贫血。

1）临床表现 β地中海贫血各种类型都表现为溶血性贫血，类型不同程度也不同。轻型者贫血不明显，肝脾不大或轻度肿大。常由于妊娠、感染出现症状并加重。重度者多在出生几个月至1年左右发病，出现进行性贫血、轻度黄疸、发育不良、肝脾明显肿大。可有“地中海贫血面容”（眼距宽，鼻梁低，前额突等）晚期可出现心、肝、胰腺、性腺损害及心功能不全等。

2）治疗　轻型者不需治疗，重度者可输血。应用骨髓移植可根治本病。

3）婚育指导　防止近亲结婚。对轻度贫血者凡不能排除β地中海贫血的，建议进行基因诊断。如双方均为β地中海贫血携带者，在妊娠期应进行产前诊断。

38　其他常见与遗传有关的疾病

（1）**先天性唇腭裂**　常见的先天性畸形。可以有单纯唇裂、单纯腭裂和唇腭裂。

1）先天性唇裂　男性多于女性。唇裂可为单侧或双侧，以单侧多见。又可分为完全性或不完全性唇裂，后者合并腭裂。遗传方式：多基因遗传，遗传度77.5%。患者1、2、3级亲属发病率分别为4%、0.9%、0.35%。

2）先天性腭裂　指单独存在不伴有唇裂的腭裂。可单侧也可双侧。有病例累及软腭。遗传方式：多基因遗传，遗传度78%。患者1、2、3级亲属发病率分别为2.7%、0.48%、0.24%。腭裂呈U型多是压迫造成，呈V型多是遗传性的。

3）婚育指导　不影响婚育。因是多基因遗传，遗传与环境有共同作用。如父亲是患者后代发病占3%。母亲是患者后代发病占14%。建议做好孕前咨询，一旦怀孕要防止早孕期不良刺激及病毒感染。

(2) **多囊肾** 由于肾单位不同节段的局部扩张而形成的一种先天性疾病，为双侧性。分为成人型多囊肾和婴儿型多囊肾。成人遗传方式：常染色体显性遗传。致病基因有较高的外显率，但症状出现的时间可有先后。年龄越大外显率越高。基因定位于16号染色体16p13.3。儿童遗传方式：常染色体隐性遗传。有报道婴儿型多囊肾的父母是成人型多囊肾患者。说明成人型多囊肾患者和婴儿型多囊肾可在同一家族中存在。

1）临床表现

- 成人型多囊肾：30岁以上发病，少数发生在儿童期。症状根据囊肿大小、肾组织受压程度、肾功能情况及有无合并症而定。如囊肿小无合并症，可无症状。当出现症状后病情可以发展较快，肾脏增大可触及，局部疼痛 伴有血尿；可出现肾功不全症状最终发展成尿毒症。

- 儿童型多囊肾：出生时双侧肋部可触及包块及瘤块。婴儿特殊面容，反复尿路感染，肾功受损。严重病例几乎所有肾单位受累。患孩多在出生前或出生后不久即死亡。轻型病例儿童期肾功能没有明显损伤，但常有肝脾肿大和门脉高压。

2）婚育指导　不影响结婚。女性患者生育前应进行肾功能检查，凡有肾功能不全者建议最好不生育。本病多见于常染色体显性遗传，后代发病率较高，因此建议凡生育过患儿或有家族史者，怀孕后应进行产前基因诊断。

(3) **马方（Marfan）综合征** 以前称马凡综合征，是一种常染色体显性遗传结缔组织病。主要受患器官为骨骼、心血管系统和眼。遗传方式：常染色体显性遗传，在同一家族中可见外显不全。患者的微纤维原（FBN）基因缺陷。微纤维原蛋白基因（FBN1）位于15q21。现已可进行基因诊断。马方综合征新突变基因不超过15%，新突变产生与双亲生育年龄有关，特别是父亲生育年龄大有关。

1）临床表现　患者身高、体瘦、四肢细长；头顶尖，硬腭弓高，下颚突出；蜘蛛指（趾），脊柱侧弯，漏斗胸或鸡胸。心血管系统受损如：二尖瓣脱垂、主动脉瘤和夹层动脉瘤。眼部可见高度近视和晶体脱位。95%的病人因心血管并发症：主动脉瘤破裂而死亡，平均寿命40岁。

2）婚育指导　不影响结婚，但应注意避免过劳。本病为显性遗传，后代发病率高，患者平均受命短。女方如是患者建议不生育。因妊娠可以加重患者心脏负担，使心血管并发症增多，促使死亡率增高。如男方是患者，女方正常，也应慎重考虑生育问题。

第二节　传染病与婚育

39　传染病概述

传染病是由病原微生物（病毒、立克次体、细菌、螺旋体等）和寄生虫（原虫或蠕虫）感染人体后引起的一组具有传染性的疾病。由于其具有传染性，在具备传染源、传播途径和易感人群这三个基本条件时可以引起流行甚至暴发流行，对人民健康和生命安全造成严重威胁。历史上传染病曾给人类造成很大的灾难。随着国家经济发展和医学的进步，传染病趋于被消灭（全球消灭了天花）、控制和减少。但是许多传染病如病毒性肝炎、流行性出血热和感染性腹泻等仍广泛存在，结核病发病曾一度减少，近年发病率有明显增加；梅毒也有增长趋势，新的传染病不断被发现，如艾滋病、非典型肺炎、禽流感、莱姆病等，其中某些疾病感染后会形成慢性病原携带状态，长期具有传染性也会给婚育带来影响。我国《传染病防治法》规定的25种法定传染病为主要检测病种，其中病毒性肝炎、结核病等与婚育有关的传染病，属于《中华人民共和国母婴保健法》规定的影响婚育的疾病。

40 感染病原体后的各种表现

病原体通过各种途径进入人体后，就开始了感染过程。病原体是否被清除，或在人体内定植下来进而引起组织损伤和各种病理改变，主要取决于病原体的致病力和机体的免疫功能，也和来自外界的干预如药物和放射治疗等有关。

（1）病原体被清除 病原体进入人体后，可被胃酸清除，不表现出临床症状，如霍乱；可被体内的特异性抗体中和，临床症状消失痊愈，并获得长期的免疫力，如麻疹。

（2）隐性感染 指不显出任何症状、体征，而获得特异性主动免疫，病原体被清除，如小儿麻痹、乙型脑炎，隐性感染与显性感染为10∶1，也就是说如果发生一个小儿麻痹或乙型脑炎病人其周围有十个人都感染了这种病原体，只是没有表现出症状，这十个人同样可以获得特异性免疫力；有些疾病少数人隐性感染后成为病原携带状态，病原体持续存在于体内，如伤寒、细菌性痢疾、乙型肝炎等都有带菌或带病毒者。

（3）**显性感染** 又称临床感染。多数感染后病原体被清除而且获得巩固的免疫，如麻疹、流行性腮腺炎。少部分转为慢性病或病原携带者，如急性乙肝、丙型肝炎、伤寒。

（4）**病原携带状态** 可分为带菌者、带毒者和带寄生虫者。这些病原携带状态的共同特点是：不显出临床症状而能排出病原体，如伤寒、痢疾、霍乱、流脑、乙肝等，由于能排出病原体污染环境、用具及食品而成为重要的传染源。

无论感染病原体后出现哪种表现，均是重要的传染源。我国《传染病防治法》规定对各类传染病患者应采取不同的隔离、管理和治疗措施，直至症状消失不再排出病原体，也就是说感染他人的能力消失，才能解除隔离。故此时期更不宜结婚和生育。

41 病毒性肝炎概述

病毒性肝炎是指由甲、乙、丙、丁和戊型肝炎病毒所引起的、以肝脏炎症和坏死病变为主的一组传染病。是对婚育有影响的主要疾病之一。甲型和戊型肝炎主要经消化道传播，水源或食品污染易引起暴发或流行，引起急性肝炎，一般不发展成慢性；乙型、丙型和丁型肝炎主要经血液和体液传播，除引起急性肝炎外，还可发展成为慢性病毒携带者、慢性肝炎、肝硬化甚至肝癌。病毒性肝炎发病率高，对人民健康危害严重，是我国《传染病防治法》规定管理的乙类传染病之一。

42 甲型肝炎

（1）甲型肝炎病毒（HAV） HAV属微小RNA病毒科中的嗜肝RNA病毒。直径27～32nm，无包膜，球形，由32个壳粒组成20面体对称核衣壳，形态与其他小核糖核酸病毒一样。内含单股线状RNA，由7478个核苷酸组成，分子量是2.25kD。HAV对外界抵抗力较强，能耐受56℃60分钟及pH4.0的酸度。60℃10小时大部分灭活，加热煮沸（100℃）5分钟或干热（160℃）20分钟，紫外线照射1小时，甲醛（1：4000）、37℃72小时均可使之灭活。在自然条件下，HAV在毛蚶消化道内可存活3～4个月之久。在人体内，HAV主要在肝细胞的胞质内复制，通过胆汁从粪便中排出。在潜伏期内，可在血液中检出HAV，但持续时间较短。

（2）传播途径 主要经粪—口途径传播，日常生活接触多为散在发病。水源或食物污染可致暴发或流行。感染病毒后在潜伏期末期和急性期早期传染性最强，少数患者可延长至起病后30天。隐性感染者常无临床表现，但具有传染性。

（3）临床特征及诊断

1）有与肝炎病人密切接触史，流行季节处于流行区内。

2）多急性起病，大多数病人伴发热。消化道症状明显，如乏力、食欲不振、恶心、呕吐、肝区胀痛、腹胀、便秘或腹泻等，黄疸型病人可有尿色加深，似浓茶样。

3）皮肤、巩膜黄染。少数病例有明显的上呼吸道症状，类似感冒。

4）部分病人有肝肿大，约10%的病人脾肿大。大多数病人伴有肝区叩击痛。病程多在3个月内。

5）实验室检查 ALT 升高，病原学检测抗 - HAV IgM 阳性。

根据是否出现黄疸，临床上分为急性黄疸型肝炎和急性无黄疸型肝炎。

（4）病原学检查 甲型肝炎：急性肝炎患者血清中抗 - HAV IgM 阳性，可确诊为 HAV 近期感染。

43 乙型肝炎

（1）乙型肝炎病毒（HBV） HBV 为嗜肝 DNA 病毒。完整的 HBV 颗粒直径为 42nm，又名 Dane 颗粒。分为包膜与核心两部分。包膜厚约 7nm，内含乙型肝炎表面抗原（HBsAg）、糖蛋白与细胞脂肪。包膜内为 28nm 的核心或核壳体。HBsAg 在肝细胞内合成，大量释出于血液循环中，没有感染性。核心部分含有环状双股 DNA、DNA 聚合酶（DNAP）和核心抗原（HBcAg），是病毒复制的主体。

HBV 基因组又称 HBVDNA，由 3200 碱基对组成，为环状部分双股 DNA，分为长的负链（L）和短的正链（S）两股。L 链有 4 个开放读码区（S、C、P、X 区）。乙型肝炎病毒的抵抗力很强，能耐受 60℃4 小时及一般浓度的消毒剂，煮沸 10 分钟、65℃ 10 小时或高压蒸气消毒可以灭活。在血清中 30～32℃可保存 6 个月，－20℃可以保存 15 年。

1）乙型肝炎表面抗原（HBsAg）与表面抗体（抗 - HBs） 成人暴露于 HBV 后，血中首先出现 HBsAg。急性自限性 HBV 感染时，血中 HBsAg 持续时间大多为 1～6 周，最长可达 20 周。在慢性患者和无症状携带者中可持续存在多年。抗 - HBs 是一种保护性抗体，出现于 HBsAg 转阴后一段时间，在病的恢复期开始出现，在6～12个月内逐渐到高峰，以后逐渐下降，至10年内转为阴性。

2）乙型肝炎核心抗原（HBcAg）与核心抗体（抗-HBc） HBcAg主要存在受感染的肝细胞核内，血清中的抗-HBc出现于HBsAg出现后3～5周。IgM型抗-HBc只存在于乙型肝炎急性期和慢性肝炎急性发作期，具有鉴别诊断意义。IgG型抗-HBc出现较迟，但可保持多年。低滴度的IgG型抗-HBc是过去感染的标志，高滴度时提示有HBV活动性复制。低水平HBV感染时，血清中可出现单独抗-HBc阳性。

3）乙型肝炎e抗原（HBeAg）与e抗体（抗-HBe） 一般仅见于HBsAg阳性血液。HBeAg在血清中出现稍后于HBsAg而消失较早，是HBV复制和有传染性的重要标志。前C区基因发生突变时，HBeAg可为阴性，而HBV仍在活动复制，甚至病情加重。急性自限性肝炎时，抗-HBe在HBeAg阴转后，与抗-HBs同时出现，表示HBV复制减少。抗-HBe长期存在时，提示HBVDNA已和宿主DNA整合。

4）HBV DNA聚合酶（HBV DNAP） HBV DNAP位于HBV核心部位，具有反转录酶活性，是直接反映HBV复制能力的指标，但由于操作繁杂，一般不作为临床常规检查。

5）HBV DNA HBV DNA位于HBV核心部位，与HBeAg几乎同时出现于血液中，称为游离型HBV DNA，是HBV感染最直接、特异和灵敏的指标。

（2）传播途径 急性乙型肝炎从潜伏期末和急性期开始即有传染性，一般至抗-HBs出现。慢性乙型肝炎和病毒携带者作为传染源的意义最大，其传染性与病毒复制或体液中

HBV DNA 含量成正比。主要传播方式为：

1）母婴传播　即乙型肝炎病毒携带者母亲怀孕时或生产中及生产后感染婴儿致其长期甚至终生携带 HBsAg。在我国人群 HBV 携带者中 40% ~50% 为母婴传播造成。宫内感染主要经胎盘传播，其几率约占 HBsAg 阳性母亲的 5%。

2）血液传播　研究证明，乙肝病毒在患者血液中的浓度很高，HBsAg 阳性，特别是 HBeAg 阳性的血液稀释 100 万倍，在注射给黑猩猩或人仍能引起发病，故污染少量的乙型肝炎病毒携带者的血液的医疗器械、注射器、穿刺针等就可引起被刺者发病。带乙型肝炎病毒者的唾液、尿液、汗液、乳汁、阴道分泌物、月经血、精液中均可检出乙肝病毒，但量很少，不是主要的传播方式。仅在接触一方有皮肤粘膜的破损时才可能感染。

3）医源性传播　指通过输血或血液制品，或被病人的血液或体液污染的医疗器械及物品，或意外摄入污染的血液及体液等，使 HBV 经皮肤或粘膜进入人体而感染。医源性传播既可以由乙肝病人或携带者将病毒传染给其他病人或医务人员，也可以由携带 HBV 的医务人员将病毒传染给病人。输血或血液制品是乙肝医源性传播的一种主要方式。

4）其他传播途径　也可经接吻、性接触和密切接触传播，主要是经破损的粘膜传播。

（3）临床特征及诊断　乙型肝炎又分为急性乙型肝炎和慢性乙型肝炎。

1）急性乙型肝炎　既往无肝病史，近期有与肝炎病人密切接触史或有可疑的经血感染史；急性起病，大多数病人不伴有发热。消化道症状明显，如乏力、食欲不振、恶心、呕吐、肝区胀痛、腹胀、便秘或腹泻等，黄疸型病人可有尿色加深，似浓茶样，皮肤、巩膜黄染。部分病人有肝肿大、脾肿大。大多数病人伴有肝区叩击痛。病程不超过半年。ALT 大多在 3 个月内恢复正常，乙肝病毒指标阴转并产生保护性抗体一般需半年至 2 年时间。

2）慢性乙型肝炎　有与肝炎病人密切接触史或有肝炎家族集聚史，为肝功异常超过半年，伴有 HBsAg 阳性者。由急性肝炎发展而成为慢性肝炎者约占成年急性乙型肝炎的 5%。大多数慢性肝炎患者没有明显不适症状或症状轻微。常见症状为乏力，厌油腻、恶心、呕吐、食欲不振和肝区不适等，亦可伴有关节不适，皮疹等肝外表现。常见的慢肝体征是肝病面容（面色晦暗，毛细血管扩张）、肝掌阳性、蜘蛛痣阳性、脾大。部分患者可进展至肝纤维化和肝硬化。乙型肝炎与肝细胞性肝癌关系密切。

3）慢性乙型肝炎病毒携带者　有或无与肝炎病人密切接触史或肝炎家族集聚史，无明确的肝炎病史；无任何临床症状和体征，肝功能持续正常；血清 HbsAg 持续阳性 6 个月以上者。

（4）病原学检查　可通过检测血清中 HBsAg、抗 - HBs、HBeAg、抗 - HBe 和抗 - HBc 确定；血清 HBV DNA、HBeAg、抗 - HBc - IgM 存在是乙肝病毒活动复制的指标。

HBV 感染血清标志及临床意义

HBsAg	HBeAg	HBV DNA	抗HBcIgM	抗HBcIgG	抗HBe	抗HBs	临床意义
+	+	+	+	–	–	–	急性感染早期
+	+/–	+/–	+	+	–	–	急性感染后期
+	+	+	+	+	–	–	慢性感染，有病毒复制
+	–	–	–	+	+	–	慢性感染，无病毒复制
–	–	–	–	+	+	+	乙肝恢复期
–	–	–	–	+	–	+	已恢复，有免疫力

44 丙型肝炎

（1）丙型肝炎病毒（HCV） 丙型肝炎病毒过去称为输血后或体液传播性非甲非乙型肝炎病毒。1989年东京国际非甲非乙型肝炎会议正式命名为HCV。HCV基因组为单股正链RNA，球形，有包膜，直径55~65nm，核心部分含有全长约9400个核苷酸的单股正链RNA基因组。10%氯仿可杀灭HCV。煮沸、紫外线等亦可使HCV灭活。

（2）传播途径 主要经肠道外途径传播，如输血和血制品传播、性传播；母婴传播也可发生，但发生率较低，一般低于10%。从症状出现前1周至发病后数周有传染性，其传染性大小与肝病是否活动和病毒指标是否阳性有关。

(3) 临床特征 丙型肝炎分为急性丙型肝炎和慢性丙型肝炎。

1) 急性丙型肝炎 半年内有输血或输血制品史，或有经血感染的高危因素（共用注射器、医疗器械消毒不规范）史。急性起病，伴消化道症状，类似急性乙型肝炎，有或无皮肤、巩膜黄染，肝脾有或无肿大，肝区叩击痛阳性。肝功能异常，血清 HCV－RNA 阳性，或抗－HCV 阳性，无其他型肝炎病毒的急性感染标志。病程小于6个月。

2) 慢性丙型肝炎 既往有输血或输血制品史，有经血感染的高危因素（共用注射器、医疗器械消毒不规范）史，或有急性丙型肝炎史；肝功异常超过半年，抗－HCV 阳性者。其突出的临床特点是无明显的不适症状，很多患者因体检发现肝功能异常并作进一步检查时诊断为丙型肝炎，慢性丙型肝炎的体征同慢性乙型肝炎。急性丙型肝炎进展为慢性肝炎的超过50%，慢性丙型肝炎易进展为肝硬化并与肝细胞性肝癌关系密切。

(4) 病原学检查 血清 HCV－RNA 阳性和/或抗－HCV 阳性。可作为丙型肝炎的早期诊断和献血员筛查的指标。

45 丁型肝炎

(1) 丁型肝炎病毒（HDV） HDV 又名 dalta 病毒（或δ因子），属卫星病毒科，球形，直径35～37nm，基因组为单股环状闭合负链 RNA。HDV 是一种缺陷病毒，需要 HBsAg 作衣壳成为完整病毒，才能复制、表达蛋白和引起肝损伤。在感染者的肝细胞、血液、体液中可检测的标志物有丁肝抗原（HDAg）、丁肝抗体（抗 - HD）和抗 - HDIgM。HDV 可与 HBV 同时感染人体，也可以在 HBV 感染的基础上引起重叠感染。当 HBV 感染结束时，HDV 感染亦随之结束。

（2）传播途径 与乙型肝炎相似。与 HBV 同时感染或重叠感染形式存在，以重叠感染多见。急性感染时 HDVAg 血症可持续 5 ~25 日，此期传染性最强

（3）临床特征及诊断 急性 HDV、HBV 同时感染者，符合急性肝炎的临床症状、体征；HDV、HBV 重叠感染病人或慢性 HbsAg 携带者、慢性肝炎体征基础上出现急性肝炎的症状。急性丁型肝炎约 70% 转为慢性。症状、体征同慢性乙型肝炎。

慢性丁型肝炎：符合慢性肝炎病史和临床症状体征；血清抗 - HDV IgG 持续高滴度，HDVAg 阳性。

（4）病原学检查 急性丁型肝炎时抗 - HDV IgM 阳性，血清抗 - HDV IgG 持续高效价。HDVAg 阳性是诊断慢性丁型肝炎的指标。

46 戊型肝炎

（1）戊型肝炎病毒（HEV） HEV 又名肠道传播型非甲非乙型肝炎病毒属，圆球状，无包膜，直径为 32 ~34nm，基因组为单股正链 RNA。HEV 主要在肝细胞内复制，通过胆汁排出，并持续存在至 ALT 正常。HEV 在碱性环境下较稳定，对高热、氯仿、铝化铯敏感。

（2）传播途径 与甲型肝炎相似，暴发或流行常由粪便污染水源所致。

（3）临床特征及诊断 符合急性肝炎的流行病学史和临

床症状特征；抗 HEV IgM 阳性。表现为急性起病，伴消化道症状，如乏力、食欲不振、恶心、呕吐等，黄疸较深，淤胆多见。症状、体征同急性甲型肝炎。

(4) 病原学检查 抗 HEV IgM 阳性，可确诊戊型肝炎。

47 病毒性肝炎辅助检查及治疗原则

(1) 实验室检查

1）肝功能试验 血清酶测定：丙氨酸氨基转移酶（ALT）：是目前临床上反映肝细胞功能的最常用指标。肝细胞出现炎症 ALT 即会升高，肝细胞炎症程度与 ALT 升高程度成正比。天门冬氨酸氨基转移酶（AST）：急性肝炎时伴随 ALT 升高，AST 也升高。慢性肝病患者血清中 AST 明显升高，AST/ALT > 1.0，提示肝细胞损伤严重。

2）胆红素 血清胆红素升高常与肝细胞坏死程度相关。黄疸型肝炎时血清直接和间接胆红素均升高。

3）病原学检查 各型病毒性肝炎病原学。

(2) 超声检查 B 型超声检查能动态观察肝、脾的大小、形态、实质回声结构和包膜情况等，有助于鉴别阻塞性黄疸、脂肪肝及肝内占位性病变等。

(3) 治疗原则 急性肝炎的治疗以一般保肝、支持治疗和对症治疗为主；慢性乙型、丙型肝炎的治疗除支持和对症治疗外，抗病毒治疗是重要的治疗方法之一，现在临床上常用的抗病毒药物有干扰素、核苷类似物两大类，目的是长期抑制病毒复制，改善症状，改善肝脏炎症，减少并发症，提高生活质量，延长生存期。重型肝炎在一般治疗的基础上，特别要注意加强营养支持治疗，促进肝细胞的修复和再生。

48 病毒性肝炎婚育指导

(1) 患病期应暂缓结婚 病毒性肝炎是具有传染性的疾病，各型肝炎的患者及慢性病毒携带者是主要的传染源，患病时结婚会把疾病传染给配偶，因此，建议在患急性病毒性肝炎期间暂不宜婚育，应积极治疗，等到疾病恢复、传染性消失后再考虑婚育。慢性肝病患者也应待病情稳定后再7结婚。

(2) 妊娠加重疾病 有报道妊娠时患甲、戊型肝炎，患者可发生肝功能衰竭，病死率较高；轻型慢性乙型肝炎患者如妊娠或产后哺乳，会加重病情或通过乳汁将疾病传染给婴儿。较重的慢性乙型肝炎或活动性肝硬化患者妊娠可发生胎死宫内。

(3) 母婴传播 慢性 HBV 携带者妇女，无论是“大三阳”（HbsAg 阳性、抗 - HBc 阳性、HBeAg 阳性）还是“小三阳”（HbsAg 阳性、抗 - HBc 阳性、抗 - HBe 阳性、HbeAg 阴性）怀孕后和生育时最大的危险是将乙型肝炎病毒传染给新生儿，凡围产期感染者6% ~95% 将发展成为慢性 HBV 携带者；幼儿期感染的则有 30% 将成为慢性携带者，而成人感染后成为慢性携带者的比例仅占 5% ~10%。这充分说明，新生儿期和婴幼儿时期感染乙肝病毒是最危险的。经研究慢性肝炎也有宫内传播。部分男性慢性肝炎患者可引起阳痿及性功能减退或遗精，可因过频的性生活加重肝脏负担，而引起肝功异常。

(4) 慢性乙肝病毒携带者 由于目前没有有效的治疗药物，很难清除病毒也很可能会终生携带病毒。无论男女，可以正常结婚、妊娠、生育，但应注意夫妻间传播和母婴传播问题。慢性乙肝病毒携带者结婚前，男女双方应主动进行婚前检查，化验乙肝病毒的五项指标、肝功能等，如果有一方为乙肝病毒携带者，另一方乙肝五项指标全部阴性，应按0、1、6程序注射乙肝疫苗，待3～6个月后再结婚，那时体内已产生足够的乙肝保护性抗体，获得了对乙肝病毒的免疫，再接触到乙肝病毒就不会得乙肝了。发现了慢性乙肝病毒携带者家庭中的其他成员，最好均做有无感染乙肝病毒的检查。其中没有感染乙肝病毒的成员也应该注射乙肝疫苗，可以得到很好的保护。

（5）无症状者　对于无任何不适症状、肝功能正常的HBsAg阳性的育龄妇女，尤其是HBeAg同时阳性的妇女，要在有经验的医生指导下选择受孕时机，采取有效的阻断乙肝病毒母婴传播的措施，力争生一个健康的孩子。目前这种措施已经比较完善，阻断率可以达到90%左右。

（6）婚前检查　是最好的及时发现问题的方法，因为许多疾病的潜伏期和隐性感染期是没有任何症状的，只有依靠检查才能发现。只有早发现并且得到医生的指导和正确的治疗，才能避免各种危害发生，建立幸福的家庭、培养健康的后代。

49　肺结核病

肺结核病是由结核分枝杆菌引起的呼吸道慢性传染病，是世界上传播最广，致失能和死亡最常见的疾病之一。结核杆菌可侵犯全身各个脏器，但以侵犯肺部最为常见，占结核病总数的80%～90%。30多年来由于推广了卡介苗接种及应用抗结核药物治疗，结核病流行情况大为好转，但近几年世界范围内结核病发病率趋于升高。我国人口众多，结核病仍为目前我国的常见病之一。2000年全国第四次结核病流行病学调查结果显示，我国全人口结核感染率为44.5%。肺结核病人痰中排菌称为传染性肺结核病，是结核病的主要传染源。

（1）病原体 结核杆菌属于分枝杆菌属，又称结核分枝杆菌。结核杆菌为需氧菌，生长缓慢，增殖周期为15~20小时。结核杆菌抵抗力较强，在室内阴暗潮湿处能存活半年。阳光直接照射下2小时死亡，对酸、碱和酒精等有较强的抵抗力；湿热杀菌力较强，在65℃30分钟，80℃5分钟，煮沸1分钟即可杀死。70%酒精接触2分钟均可杀死结核杆菌。

（2）传播途径与易患性

1）传播途径 呼吸道传播是肺结核病主要的传染途径，健康儿童吸入带菌的飞沫或尘埃后可引起感染，产生肺部原发病灶。消化道传染多因饮用污染结核杆菌的牛奶或奶制品而得病。多产生咽部或肠道原发病灶。患结核的孕妇经胎盘感染婴儿罕见，医务人员进行支气管镜检查、气管插管或在解剖结核病人的尸体时可导致感染。

2）易患性 既往从未接触过结核菌的人群对结核新感染和发生结核病的易患性较大。3岁以下儿童、青年期、老年期、免疫抑制者危险性较高。生活贫困、居住拥挤、营养不良是结核病的易感因素。

（3）临床特征 肺结核的临床表现多样，因结核的类型、病灶性质、病变范围、机体反应性、肺储备功能等不同而异。

1）全身症状 发热是结核最常见的全身毒性症状，多为慢性低热，每于午后或傍晚开始，次晨降至正常，可伴有倦怠、乏力、夜间盗汗或无明显自觉不适。其他表现还可有食欲减退、体重减轻、女性月经不调、易激惹、心悸、面颊潮红等自主神经功能紊乱的症状。

2）呼吸系统症状　可有咳嗽、咳痰症状，约1/3～1/2病人在不同病期可咯血，多为痰中带血，如病变损伤肺小血管或空洞壁动脉瘤破裂可引起咯血。咯血易引起结核的播散。少数可并发肺心病、心肺功能不全。

3）体征　肺的相应部位叩诊呈浊音，可闻及支气管呼吸音和细湿啰音。继发性结核好发于上叶尖后段，在肩胛区闻及细湿性啰音，有极大提示诊断价值。

（4）临床分型　我国在建国后曾长期使用苏联制订的肺结核“十大分类法”，20世纪50年代后期已发现这分类法不很适用。1978年在柳州全国结核病防治会议上，制订了我国的肺结核分类法，在全国普遍应用，较能适应结核病防治和临床工作的需要。

1）原发型肺结核（Ⅰ型）　为原发结核感染引起的临床病症。包括原发综合征及胸内淋巴结结核。

2）血行播散型肺结核（Ⅱ型）　包括急性血行播散型肺结核（急性粟粒型肺结核）及亚急性、慢性血行播散型肺结核。

3）浸润型肺结核（Ⅲ型）　是继发性结核的主要类型。肺部有渗出、浸润和（或）不等程度的干酪样病变，也可见空洞形成。此外，干酪性肺炎和结核球也属于此型。

4）慢性纤维空洞型肺结核（Ⅳ型）　是继发性肺结核的慢性类型。

5）结核性胸膜炎（Ⅴ型）　是临床上已排除其他原因引起的胸膜炎，包括结核性脓胸。

(5) **实验室及辅助检查**

1）胸部X线检查　易发现肺内异常阴影，但结核的X线影像缺乏特异性，需与其他疾病鉴别。

2）痰结核菌检查　痰中找出结核菌可确诊结核，但阳性率较低，并且痰涂片阳性还需考虑非结核分枝杆菌感染的可能。一般3～6次痰结核菌检查可提高检出率。收集患者气管深部的痰液、收集24小时痰液进行集菌可提高检出率，无痰者或不会咳痰的幼儿可在清晨抽取胃液检查抗酸菌。

3）痰结核杆菌培养　一般培养法检出率约比涂片法高2倍，培养物可进一步作菌种鉴定和药物敏感性试验。

4）纤维支气管镜检查　有助于支气管腔内结核病变以及咯血和肺不张的诊断和治疗，也有助于与中心型肺癌、支气管腺瘤的鉴别。

5）活检　根据不同病变部位，可行浅表淋巴结、经胸壁或支气管镜的肺活检，可为疑难病例的诊断提供可靠的组织学和细胞学证据。

6）结核菌素（或结核菌纯蛋白衍生物，PPD）皮肤试验：结核菌素皮肤试验阳性常作为结核感染的指标，也常作为卡介苗接种后效果评价的指标，对儿童结核病的诊断有一定的意义。我国城市人口结核病感染率高达80%，又是普种卡介苗的国家，因此，单纯结核菌素皮肤试验阳性对成人结核诊断意义不大。有0～20%的活动性结核病人，其皮肤试验呈阴性反应。老年人、粟粒性肺结核、HIV感染、尿毒症、恶性肿瘤接受放化疗以及应用免疫抑制剂者的皮肤试验也可呈阴性。我国的结核菌素试验采用国际通用的皮内注射法：将5个国际单位的PPD（0.1ml），于左前臂内侧上、中1/3

交界处皮内注射，使局部形成皮丘。48~96小时（一般为72小时）后观察反应，以局部硬结作为判断依据。硬结<5mm为阴性反应，5~9mm为一般阳性反应（+），10~19mm为中度阳性反应（++），≥20mm或虽不足20mm但有水疱或坏死为强阳性反应（+++）。

7）诊断性治疗　高度怀疑结核但又无确切依据者，必要时可行抗结核药物试验性治疗，病人的治疗反应有助于诊断，但有时也会有假象，应慎重对待。

（6）易并存的疾病　某些疾病或状态为结核病的发病、患病提供了有利条件，因而这类病常伴随结核病而存在，称为并存病。近年来艾滋病、糖尿病、哮喘等都有增多趋势与结核病的伴发率都有增高，应加强对这类疾病的防治。

1）艾滋病　HIV感染降低了机体细胞免疫能力，使人体对结核菌易感染、易发病、易传播和死亡，当前非洲艾滋病者中伴发结核者高达1/3，发病是HIV阴性者的3~6倍。

2）糖尿病　其代谢异常导致抵抗力下降，以及代谢产物有利于结核菌生长是易感染、易发生结核病的基础。我国糖尿病并发结核病者达19.3%~24.1%，是普通人群的4~8倍，且有增高趋势。

3）哮喘　有人发现肺结核者较健康人组并发哮喘者高5倍。其原因可能为：结核菌直接损害支气管，且其代谢产物又可使支气管反应性增高；抗结核药导致过敏反应。

4）硅沉着病（原称矽肺）　由于矽尘损害吞噬细胞功能，并影响外周细胞，干扰淋巴因子生成，故影响免疫功能而易发结核。结核者因呼吸道对粉尘清除功能降低也易并发硅沉着病。二者并发率颇高。Ⅰ、Ⅱ期硅沉着病并发结核者占20%～40%，Ⅲ期者可达70%～95%。

(7) 诊断与鉴别诊断

1）诊断　根据病人的临床表现、胸部X线检查、病原学检查、皮肤结核菌素试验结果综合考虑，参考结核接触史、长期使用糖皮质激素、免疫抑制剂类药物、糖尿病等疾病史，做出结核的诊断。诊断时应注意区别原发性肺结核、血行播散性肺结核、继发性肺结核、结核性胸膜炎、肺外结核，并判断病情的活动性。

2）鉴别诊断　在临床表现不典型和缺乏细菌学或病理学确诊根据时，需认真询问病史，作相应检查，仔细分析，作好鉴别诊断。继发性肺结核需要与肺门、纵隔淋巴结结核、血行播散性肺结核相鉴别。还需鉴别的是肺癌、肺炎、肺脓肿、慢性支气管炎、支气管扩张等疾病。

(8) 治疗

1）抗结核药物　目前国际上通用的抗结核药物有十余种，可分为基本抗结核药物（一线药物）和次要抗结核药物（二线药物，复治药物）两大类。基本抗结核药物有：

- 异烟肼（INH）：对结核菌具有极强的杀灭作用，其价格低廉，是治疗结核病必不可少的药物。
- 链霉素（SM）：是初治肺结核强化期〈开始两个月〉治疗化疗方案组成药物之一，对结核杆菌有明显杀菌作用．该药对脑神经有损害，可引起眩晕耳鸣、听力减退甚至耳聋，口唇麻木等副作用，故孕妇、儿童及老人应禁用或慎用。
- 利福平（RFP）：对结核菌有很强的杀灭作用，是继异烟肼之后最为有效的抗结核药，也是初治肺结核治疗方案中不可缺少的组成药物。

• 乙氨丁醇（EMB）：对结核菌有抑制作用，特别是对已耐异烟肼、链霉素的结核菌仍有抑制作用，用药期间应注意视力变化。

• 吡嗪酰胺（PZA）：对细胞内或静止状态下的结核杆菌具有特殊杀灭作用。

上述5种药物是当前治疗结核病最常用或最有效的药物，医生可根据病人的病情变化及用药情况组成合理的化疗方案进行治疗。

2）结核病化疗的五原则：

• 早期：早期治疗有利于病变吸收、消散不留痕迹。

• 联合：无论初治还是复治患者均要联合用药，要联合两种或两种以上的药物治疗，这样可避免或延缓耐药性的产生，又能提高杀菌效果。

• 适量：一定要采用适当的剂量，在专科医生的指导下用药。

• 规律：一定要在专科医生指导下规律用药，必须做到一丝不苟，一顿不漏，决不可自以为是。

• 全程：全程用药就是医生根据患者的病情确定化疗方案，完成化疗方案所需要的时间，一个疗程三个月。全疗程一年或一年半。

（9）**对婚育的影响** 结核病是呼吸道传染病。结核活动期，病人有低烧、消瘦、乏力、食欲差、咳嗽等症状；以及血沉快，肺部检查有浸润或血行播散病灶，痰检查结核菌阳性。在此期间病人需充分休息、及时治疗和增加营养，才能使病灶逐渐吸收好转。如果活动期结婚，会带来下面五方面的危害：

1）此时结婚，会将疾病传染给对方。

2）新婚时，情绪兴奋，过度疲劳，会使病情加重，尤其是女性病人。

3）妊娠对肺结核不利。婚后怀孕，妇女妊娠期间，新陈代谢、血液循环、免疫、内分泌及呼吸系统的功能都有一定改变，妊娠可使身体各脏器负担加重，早期妊娠反应可影响营养供应，随着胎儿长大母体营养需要量增多，更会降低抵抗力，使结核病加重。

4）分娩时对肺结核也有影响，如产后腹压突然下降，肺部扩张，均可成为原来静止或愈合肺结核病灶复发的诱因。

5）对优生有害，如抗痨药物链霉素等可通过胎盘引起胎儿中毒，以致新生儿耳聋或平衡失调。妊娠期间结核菌通过血行播散，并由此侵入胎儿体内，可使胎儿感染结核

基于以上的原因，处在肺结核活动期的男女青年不宜结婚，应该早期、积极治疗。目前有大量的抗结核特效药如链霉素、异烟肼、对氨水杨酸钠、利福平等，可使大部分新发病患者经过一年到一年半治疗而痊愈，其复发率也很低。一般在结核治愈后可以结婚和妊娠。

第三节　性传播疾病与婚育

50　性传播疾病概述

性传播疾病是一组。主要通过性接触传播传染病传统性病主要指梅毒、淋病、软下疳、性病性淋巴肉芽肿、腹股沟肉芽肿等，也称为经典性病。1976 年世界卫生组织把通过性

交或类似行为传染的疾病统称为性传播疾病。从此性传播疾病这个新的名词逐步取代了传统的性病，为医学界和社会所接受。现代的性传播疾病除包括5种经典性病以外，还包括几乎涉及各种微生物所致的疾病。目前在国外列入性传播疾病的病种已达20余种。根据《中华人民共和国母婴保健法》规定，“婚前医学检查中对患指定传染病在传染期间内，准备结婚的男女双方应暂缓结婚”。性传播疾病主要分为：

(1) **细菌感染类疾病** 梅毒、淋病、软下疳、腹股沟肉芽肿等。

(2) **病毒感染类疾病** 尖锐湿疣、生殖器疱疹、艾滋病等。

(3) **衣原体、支原体感染类疾病** 性病性淋巴肉芽肿、非淋菌性宫颈尿道炎等。

(4) **昆虫感染类疾病** 滴虫病、疥疮、阴虱等。

我国目前主要的性传播疾病有梅毒、淋病、非淋菌性(宫颈)尿道炎、尖锐湿疣、生殖器疱疹、软下疳、性病性淋巴肉芽肿、滴虫性阴道炎、细菌性阴道病、阴虱病等。

国家将梅毒、淋病、艾滋病、非淋菌性尿道炎、尖锐湿疣、生殖器疱疹、软下疳及性病性淋巴肉芽肿共8种性传播疾病作为重点防治，进行监测。

51 梅毒

梅毒是一种慢性传染性疾病。病原体是密螺旋体属中的苍白螺旋体。近年来有明显的增长趋势。

(1) **传播途径** 梅毒传播途径有多种。其中95%是经性传播，病期越长，传染性越小，一、二期梅毒传染性最强。

患梅毒的孕妇，孕4个月后可经胎盘传给胎儿，产时新生儿可经产道被感染，哺乳可能感染新生儿。接触被患者污染的物品也可能被感染。

（2）**临床表现** 80%的感染者不经治疗自愈。20%的感染者进入发病期。

1）一期梅毒 典型表现为硬下疳及颈部淋巴结肿大。多数患者感染后2~4周在生殖器部位或肛周，也在唇、咽、乳房出现红色斑疹并很快变成丘疹，形成糜烂或浅表溃疡，一般溃疡面1~2厘米，圆形，边界清楚，疮面边缘稍高出皮肤表面，溃疡面呈肉红色，有少量渗出物，其内含大量梅毒螺旋体，这种溃疡也叫硬下疳，硬下疳还有几个特点：触摸时有软骨样硬度、无触痛、硬下疳数目通常为一个或2~3个、不经治疗可在2~6周内自行消退，一般不留痕迹。硬下疳出现后数日至1周，同侧近卫淋巴结肿大，特点是与皮肤不粘连、质地较硬。

2）二期梅毒 感染后在2年内发病。一般发生在感染后7~10周或硬下疳出现后6~8周。早期症状有流感样综合征（60%~90%）及全身淋巴结肿大（50%~85%）。还出现身体各器官的损害。

皮肤粘膜损害：80%~95%的病人可发生。其特点是皮疹多样，分布广泛而且对称，可有斑疹（玫瑰疹）、斑丘疹、丘疹、丘疹鳞屑性梅毒疹、玫瑰糠疹样、银屑病样、多形红斑样、毛囊疹、脓疱疹、砺壳状疹、溃疡等皮疹。分布于躯干、四肢、面及掌跖部。这些损害可以单独出现或合并出现，自觉症状轻微，破坏性轻，传染性强，可自行消退。二期梅毒疹有下列几种：

还有常见的损害是：扁平湿疣，好发于肛门周围、外生殖器等皮肤互相摩擦和潮湿的部位。梅毒性脱发、梅毒性白斑。生殖器部位、口腔、咽及喉部的粘膜损害。梅毒骨关节损害。可发生虹膜炎、虹膜睫状体炎、脉络膜炎、视神经炎和视网膜炎等称眼梅毒。还有神经梅毒，严重时发展为脑膜炎。

二期复发梅毒　因抗梅毒治疗剂量不足或病人免疫力降低，二期损害消退后可重新出现，时间是在感染后1～2年内。可有血清复发以及皮肤粘膜、眼、骨、内脏损害复发，以血清复发最多见。

3）三期梅毒（晚期梅毒）　在感染2年之后，由于病程没有得到控制，发展到了第三阶段，主要的表现为：

● 皮肤粘膜梅毒：其特点是：有树胶肿性浸润所致的硬结；数目少不对称，可形成溃疡、有中心愈合、向四周蔓延的倾向；溃疡呈环形、多环形、马蹄形或肾形；破坏性大、愈后有萎缩性瘢痕、边缘有色素沉着；抗梅毒治疗愈合快。

● 结节性梅毒疹：发生于感染后5～10年。常见于面部、四肢或肩胛与肩胛间等处出现多数皮下小结节。可自然消失，遗留萎缩斑，或发生浅溃疡，愈后遗留浅瘢痕，边缘部出现新损害。

● 梅毒树胶肿：皮下小硬结，逐渐增大，与皮肤粘连，形成浸润性斑块，中心逐渐软化发生溃疡，呈穿凿性。多见于四肢伸侧、前额、头部、胸骨部、小腿及臀部等处。上颚及鼻中隔粘膜树胶肿可侵犯骨质，排出死骨，致上颚、鼻中隔穿孔及马鞍鼻。

● 三期梅毒还可以出现　近关节结节、骨梅毒、眼梅毒

• 晚期心血管梅毒　发生于感染梅毒后15～30年，可同时合并神经梅毒。

4）潜伏梅毒（隐性梅毒）　梅毒未经治疗或用药剂量不足，无临床症状，血清反应阳性，没有其他可以引起血清反应假阳性的疾病存在，脑脊液正常，这类病人称为潜伏梅毒。感染期限在2年以内的称为早期潜伏梅毒；病期在2年以上者称为晚期潜伏梅毒．潜伏梅毒如不治疗，一部分病人可发生晚期梅毒。

5）先天梅毒（胎传梅毒）　是胎儿在母体内通过胎盘途径感染所致，感染时间均在孕4个月以后。可导致流产、早产、死胎或存活的梅毒儿。对婴儿的健康影响很大，病死率也高。

• 早期先天梅毒：出生时除瘦小外常表现正常，约3周时才发生临床症状。50%患儿淋巴结肿大。梅毒性鼻炎为最常见的早期症状，可因流涕、鼻塞以致哺乳困难。喉炎造成声音嘶哑。口腔内有粘膜斑。皮肤表现常出现于出生后6周，可呈水疱、斑丘疹等多种形态皮损。在潮湿部位（特别是肛门部）损害可发生糜烂，线状皲裂性损害，愈合后成为特征性的放射状瘢痕。此外，患梅毒的新生儿皮肤还可呈干皱状，像老人的皮肤；也可有脱发、甲沟炎、甲床炎等。长骨可有骨软骨炎（肢体不敢活动，如同肢体麻痹，故称为梅毒性假性麻痹）。还可发生骨膜炎．发生梅毒性指炎时，手指呈梭状肿胀。可有淋巴结肿大。肝脾肿大常见。可有贫血及血小板减少。神经梅毒少见。

• 晚期先天梅毒：多发生于2岁以后，最常发生于7～15岁间。其表现可分为两组：永久性标志，为早期（包括在母亲子宫内）或晚期病变对身体发育造成的损害所遗留，已无活动性，但具有特征性，如前额圆凸、佩刀胫、郝秦生齿、桑葚齿（或 Moon 齿）、马鞍鼻，口腔周围皮肤放射状瘢痕、胸锁骨关节骨质肥厚（Higoumenakis 征）及视网膜炎等。

• 先天潜伏梅毒：先天梅毒未经治疗，无临床症状，血清反应阳性，年龄小于 2 岁者为早期，大于 2 岁者为晚期先天潜伏梅毒。

（3）梅毒检测方法

1）镜检　暗视野直接观察梅毒病原体。

2）免疫荧光染色　镜下观察梅毒病原体。

3）血清抗体检测

• 非梅毒螺旋体抗原血清试验：非特异性梅毒血清试验由于其抗原是非特异性的，当被检者有其他疾病或机体生理性变化时有可能出现假阳性反应，或标本污染、溶血、操作失当时也可出现假阳性。因此，本方法只能用于筛查，不能单凭此方法确诊。临床常用的是：快速血清反应素实验（RPR）用于筛查及治疗监测。

• 梅毒螺旋体抗原血清试验：为特异性试验，比非特异性梅毒血清试验假阳性率低。此类试验检测的是抗梅毒螺旋体 IgG 抗体，即使患者经足够的抗梅治疗，血清学反应仍保持阳性，因此，此法不用于观察疗效、复发及再感染。有些病人治愈后血清学检查仍为阳性且终身为阳性。临床常用：①梅毒螺旋体血凝试验（TPHA）为确诊方法。②梅毒螺旋体明胶颗粒凝集试验（TPPA）为确诊方法。③梅毒螺旋体抗体吸附实验（FTA－Abs）为确诊方法。

• PCR 检测：是用于梅毒螺旋体 DNA 的检测方法。

（4）**诊断及治疗后随诊复查** 根据临床及实验室检查结果综合分析，接触史、各期典型临床表现、实验室检查结果等综合判断。确定分期，积极治疗。

潜伏期梅毒可以没有临床症状和体征，根据实验室检查：快速血清反应素实验（RPR）两次以上阳性，和梅毒螺旋体明胶颗粒凝集试验（TPPA）阳性等做出诊断。在婚检中潜伏期梅毒较常见。因此，当RPR检查（+）时，一定要进一步进行TPHA检查，不要因为单纯RPR（+）就急于确诊，也不要因没有临床症状而忽视进一步检查。

梅毒经治疗后要随诊2～3年。第1年3个月随诊1次，第2年6个月随诊1次，第3年年末随诊1次，检查结果均正常可停止复查。如有反复进行复治。

（5）**婚育指导** 对可疑的病例应转往专科医师处进行确诊；梅毒诊断一旦成立，应立即进行正规治疗，常用药物为苄星青霉素或普鲁卡因青霉素。

潜伏梅毒：未经正规治疗前应暂缓结婚。正规治疗后，且RPR滴度下降4倍以上可以结婚。婚后仍应定期复查，直至RPR转为阴性。一期、二期、晚期梅毒临床未治愈前均应暂缓结婚，达到临床治愈且RPR滴度下降4倍以上（如RPR由1∶16降至1∶2）可以结婚，但婚后仍需定期复查直至RPR阴转。

（6）**妊娠梅毒** 孕期发生活动性梅毒或潜伏梅毒叫做妊娠梅毒。孕期感染了梅毒应尽早接受治疗，防止胎儿被感染。由于梅毒螺旋体可自母体血液经胎盘及脐带静脉血进入胎儿体内引起胎儿发生梅毒损害。胎盘被梅毒螺旋体侵入后小动脉发生内膜炎形成多处梗阻，造成胎盘组织坏死，导致早产、死产或产下先天梅毒儿，因此妊娠梅毒治疗越早，疗效越好；怀孕期感染梅毒，期别越早传给胎儿机会越大，危害也越大。妊娠梅毒只有1/6的机会分娩健康婴儿。

52 淋病

淋病是淋菌性尿道炎（宫颈炎）的简称，是淋球菌引起的泌尿生殖系统化脓性疾病。淋病的病原体是淋球菌，革兰阴性球菌（G^-）。1879年Neisser首先从病人尿道分离此菌，所以也叫淋病奈瑟菌（Neisseria gonorrhoeae）。

（1）传播途径 主要以性传播为主，可接触传播（共用物品，如浴池，手巾等）。

（2）主要临床表现

1）男性 潜伏期1～4天。急性尿道炎，尿道口红肿，痒，脓性分泌物从尿道口排出，黄绿色。夜间症状明显时，患者可有“痛性勃起”，腹股沟淋巴结肿大，红肿疼痛排尿痛，急性期内有发热（38℃），40%伴有衣原体等感染

2）女性 ①宫颈炎：发病率比尿道炎高，自觉症状为白带增多。子宫颈红肿、脆性增加，糜烂，有黄绿色分泌物，有时有血丝；②尿道炎：急性感染时有尿痛、尿急，压迫尿道时有脓性分泌物出现。症状不及男性明显；③如治疗不及时，可发生淋菌性盆腔感染、子宫内膜炎、输卵管炎。发生输卵管炎时可以伴腹痛，伴恶心、呕吐，伴发热，如不及时治疗可导致输卵管粘连、盆腔粘连。

3）幼女淋菌性阴道炎 幼女如接触到淋菌比成人易感染，表现为：外阴红肿、灼痛、阴道有脓性分泌物排出。

4）男性、女性、幼女共同出现的症状 ①皮肤感染：

外生殖器部位、手等处出现水疱、脓疮或糜烂面，也可出现溃疡或疖样损害，表面分泌物培养可以检出淋球菌；②淋菌性结膜炎：眼睑肿胀，结膜充血，有脓性分泌物外溢，若延误治疗，可导致角膜溃疡，引起穿孔，失明；③淋菌性咽炎：咽干不适、咽痛、急性咽炎、扁桃体炎、发热、颈部淋巴结肿大。如不治疗，症状10天后可以减轻，但不易痊愈，反复发作；④肛门直肠炎：里急后重感，有脓血便；⑤肝周围炎：表现为突然剧烈的右上腹痛，向右肩放射，发热，血象升高。

（3）**并发症** 淋菌性败血症、淋菌性关节炎、淋菌性心内膜炎、淋菌性心包炎、淋菌性肝炎。抵抗力低的病人也可以导致死亡。主要鉴别的疾病是：非淋菌性尿道炎，念珠菌、滴虫性生殖器感染。预后：急性期治疗95%病人痊愈，5%病人转为慢性。

（4）**淋病实验室检测**

1）涂片检查 革兰阴性，双球菌：分泌物直接涂片→革兰染色→油镜下观察：中性粒细胞内见到典型的成对的革兰阴性双球菌为阳性；中性粒细胞外见到典型的成对的革兰氏阴性双球菌为可疑。

2）培养 诊断的金标准，菌落和染色。

3）酶联免疫吸附试验（ELISA）。

（5）**判愈标准** 诊断须根据病史、体检及实验室检查结果综合分析。询问病史极为重要，尤其是不良接触史。体检主要检查有否上述临床症状，特别是尿道口有脓性分泌物，诊断的可能性大。实验室检查的阳性率与临床取材有很大关系，男性有症状的尿道分泌物标本其敏感性、特异性可高达95%～99%，有临床价值。但宫颈标本、无症状男性尿拭子其敏感性、特异性仅有40%～70%。因此女性宫颈取材时一定要注意避免阴道分泌物污染。

判愈标准　①临床症状和体征全部消失；②尿液澄清，不含淋丝，常规检查正常；③治疗结束后1周从尿道（宫颈）取材，分泌物涂片及培养均阴性；④2次培养阴性为痊愈。

（6）婚育指导　淋病未治愈前应暂缓结婚。性伴侣应同时接受治疗，治疗结束后2周内应避免性接触。如未及时治疗，女性炎症上行至宫腔及输卵管等，可发生异位妊娠或不育。男性治疗不及时也可上行引发前列腺炎影响生育功能，且可因尿道狭窄出现排尿困难。

淋菌性宫颈炎可导致感染性流产、早产。孕期可发生羊膜炎致胎膜早破、羊膜腔内感染，出现流产、早产、新生儿败血症。分娩过程感染胎儿，引起新生儿淋菌性眼炎，导致失明。

53　非淋菌性（宫颈）尿道炎

非淋菌性（宫颈）尿道炎是一种常见的性传播疾病，近年来发病率有所增加。病原体主要是沙眼衣原体，占25%～55%，故此病又称沙眼衣原体感染，20%～40%是由解脲尿支原体、人型支原体感染引起，2%～5%为阴道毛滴虫、单纯疱疹病毒感染引起，部分病因不明。

（1）传播途径　主要是性传播和直接接触感染者的污物传播。新生儿在经产道时接触了母体阴道分泌物被感染所致，也属于接触感染。

(2) 主要临床表现

1）男性　症状与淋菌性尿道炎相似，但程度轻。有尿道痒、烧灼感和排尿疼痛，少数有尿频、稀薄分泌物。部分病人无症状。10%～20%的病人合并淋球菌感染。

2）女性　84%的感染者有白带增多，子宫颈水肿或糜烂。但他们中很多人症状不明显，不引起重视，不认为自己有病，所以感染会持续很多年。

3）新生儿　感染了非淋菌性（宫颈）尿道炎的孕产妇所生婴儿，50%产后1周左右出现眼结膜炎，30%产后2月左右出现肺部感染等。

(3) 实验室检测及鉴别诊断

1）培养　病原体培养后进一步检测。

2）酶联免疫吸附试验（金标）　免疫实验。

3）PCR　病原体的检测。

4）鉴别诊断　与淋菌性尿道宫颈炎鉴别。

	淋病性尿道炎	非淋菌性尿道炎
潜伏期	2～3天	1～3周或更长
尿道刺激症状	多见	轻或无
全身症状	偶见	无
尿道分泌物	量多、脓性	少、稀薄、浆性
分泌物涂片	中性粒细胞内有革兰阴性双球菌	可见中性粒细胞但无革兰阴性双球菌
病原体培养	淋病双球菌	沙眼衣原体或支原体

(4) 判愈标准

1) 治疗结束一周后随访复查。

2) 症状消失。

3) 男性尿道分泌物涂片1000倍镜下，中性粒细胞≤4个。

(5) 婚育指导

1) 本病的传染源为患者，通过性接触可传染对方。据研究，衣原体宫颈炎的妇女，其男性性伴侣的感染率为28%，而患衣原体尿道炎男性患者其女性性伴侣感染率可高达68%，性伴侣越多，感染率越高。因之，患本病后未治愈前应暂缓结婚。

2) 未经治疗的非淋球菌性尿道炎可合并其他感染 长时间的感染可以导致盆腔感染及子宫内膜炎和输卵管炎，并可使输卵管变形狭窄甚至粘连，使卵子不能通过输卵管与精子相遇而受孕或受孕的卵子不能顺利的通过输卵管到达子宫内，造成男女不孕、宫外孕、不育等。

3) 孕期患非淋菌性宫颈炎可导致胎儿宫内感染，造成流产、早产、死胎等。

4) 产后新生儿可出现眼部和肺部的感染 所以已婚者在孕前应积极治疗非淋菌性宫颈尿道炎。

54 尖锐湿疣

尖锐湿疣是较常见的性传播疾病，由人乳头瘤病毒（HPV）引起。人乳头瘤病毒属DNA病毒，目前已发现70种类型。HPV病毒易在潮湿温暖的环境中生存繁殖，故好发于皮肤与粘膜交界处，尤其是生殖器及肛门等部位。人类感染了乳头瘤病毒后部分感染者会在生殖器部位或肛门周围出现乳头状或菜花状等各种形状的赘生物，称生殖器疣。人类乳头瘤病毒感染与喉癌，宫颈癌，肛门癌，皮肤鳞状细胞癌的发生直接相关，且具较强的传染性，性传播是其主要传播途径。

（1）传播途径 传播途径主要是性传播、母婴传播和直接接触传播。

（2）临床表现

潜伏期：长短不等，一般为1~8个月，平均3个月。

HPV感染可分3种情况：尖锐湿疣、亚临床感染、隐性感染。

1）男性好发部位主要在阴茎龟头、冠状沟、系带、尿道口。

2）女性则主要在大小阴唇、肛周、会阴、阴道口、宫颈等处。

3）感染初起为红色丘疹、逐渐增大，触合成乳头状、菜花状或鸡冠状增生物，形态大小不一，自觉症状可有痒，灼痛感。阴道和宫颈的尖锐湿疣可有性交痛和白带增多，但有70%的病人无症状，外观不明显，也称亚临床表现。

（3）诊断标准

1）直观诊断 根据临床表现直接诊断。

2）醋酸白试验 用5%醋酸溶液外涂于患处，2~5分钟后病灶局部变白且轮廓清楚者为阳性。少部分外观看不出，但可导致细胞学改变称隐性感染。

3）细胞学检查 取阴道或宫颈细胞涂片（也可取赘生物表面细胞），经巴氏染色，可见到挖空细胞及角化不良细胞。但有时可能见不到挖空细胞。

4）病理诊断　病理切片可见挖空细胞、非典型鳞状细胞等。

5）PCR 方法　病毒 DNA 的检测。

需要进行鉴别诊断的主要疾病有：二期梅毒、扁平疣、鳞状细胞癌、鲍温样丘疹，斑疹，苔藓、阴茎珍珠丘疹、女阴假性疣、皮脂腺异位症。

（4）治疗与判愈

1）局部药物治疗

- 0.5% 鬼臼毒素酊（商品名：尤脱欣）外用，2 次/日，连用 3 日；间隔 4 日，为一疗程。可用 1～3 个疗程。效果好，但要保护好疣体周围的正常皮肤、粘膜。
- 10%～25% 足叶草酯酊外用，每周 1 次，涂药 2～4 小时后洗掉。注意保护好疣体周围的正常皮肤、粘膜。
- 50% 三氯醋酸溶液外用，每日 1 次，通过对蛋白的化学凝固作用而破坏疣体。也应注意保护周围正常皮肤、粘膜。

2）物理疗法：CO_2 激光；液氮冷冻；电凝术。

3）手术治疗：适用于较大单发的尖锐湿疣。

4）目前对病毒感染的治疗没有特效药物。判愈标准是去除增生疣体，改善症状及体征，一般在治疗后 3 个月内治疗部位无再生疣体即为基本治愈。治愈后 2 年不复发，细胞学检查正常，方可认为痊愈。

（5）婚育指导

1）尖锐湿疣发病期间有传染性，所以应治疗后再结婚和受孕。即“建议暂缓结婚”

2）孕妇患尖锐湿疣，由于受雌激素影响，疣体可增大、增多，甚至可发展为巨大型尖锐湿疣。巨大型尖锐湿疣是一种高度进展性肿瘤，具有复发和恶性变性质，有作者统计42例巨大型尖锐湿疣恶变率56%，复发率66%。

3）孕妇感染了人类乳头瘤病毒后是否可通过胎盘传染给胎儿尚无明确定论，但如未治疗经生殖道分娩及产后与新生儿密切接触可被感染，导致新生儿咽喉瘤及皮肤黏膜病变。故建议孕妇妊娠晚期发现尖锐湿疣后应积极治疗（以局部用药为好）。

55 生殖器疱疹

生殖器疱疹是由单纯疱疹病毒（HSV）引起的性传播疾病。疱疹病毒可分为1型、2型，生殖器疱疹90%的病原体为HSV－2；人类为其天然宿主，HSV－Ⅰ主要引起口唇、咽、等部位皮肤粘膜感染。疱疹病毒感染人体后潜伏在人体的神经结，在体内环境适宜的条件下，比如疲劳、抵抗力下降、受暴晒等物理因素影响时病毒大量繁殖而发病。病毒侵犯生殖器皮肤或粘膜，引起水疱，糜烂，溃疡等炎症性病变，侵犯神经系统导致明显疼痛。初发症状较重，易复发。

（1）**传播途径**　疱疹病毒感染传染性强，主要传染源是HSV的患者和HSV的无症状携带者，大多数生殖道HSV感染者是在性接触中感染HSV。孕妇受疱疹病毒感染后，可通过胎盘，产道（分娩过程）或羊膜早破及产后3条途径感染胎儿及新生儿，而以产道感染为主，胎盘传播占10%。患原发性生殖器疱疹的孕妇，感染其胎儿及新生儿发病的危险性为40%左右（有人报告可达95%），患复发性疱疹的孕妇，新生儿发病仅占5%左右，因为复发性者可通过胎盘使胎儿获得抗体，减少妊娠过程中感染。在女性感染与宫颈癌的发生直接相关已得到证实。

(2) 临床表现 潜伏期2～20天。生殖器部位出现散在的红斑、丘疹、水疱、脓疮、糜烂、溃疡，皮损有疼痛，持续1～2周结痂，自愈。感染的胎婴儿可发生流产、早产、死胎或先天性畸形。受感染的新生儿大多在出生后3～7天出现症状，表现为发热，肝脾肿大，黄疸，发绀，皮肤及眼结膜疱疹，严重者可引起脑炎，脊髓膜炎，肺炎等，其病死率50%左右，少数幸存者也有神经系统后遗症。

需要与硬下疳、软下疳、接触性皮炎、带状疱疹、脓疱病等鉴别诊断。

(3) 实验室检测

1）细胞学 可以检出HSV感染特征的巨细胞包涵体。

2）培养方法 取材于水疱底部，进行组织培养，分离病毒。

3）抗体检测 敏感性高，可以分辨HSV－1、HSV－2。

4）抗原检测 PCR法，特异性强，敏感性高。

(4) 治疗 目前对该感染的治疗没有特效药物，也不能防止复发或控制潜伏性病毒。通过药物治疗仅能抑制病毒DNA聚合酶，阻止DNA合成，从而达到抑制病毒复制，消除临床症状。常用药物为阿昔洛韦（无环鸟苷），代苷洛韦（明竹欣或丽珠威），泛昔洛韦等。疱疹病毒感染的治疗持续时间较长，所以坚持治疗避免复发是治疗的关键。以上药物孕妇能否应用，尚无定论，因此预防尤为重要。

(5) 婚育指导

1）加强宣传教育，非婚性生活、多性伴和不安全性行为是传播生殖器疱疹的主要途径，尤其对育龄青年应了解生殖器疱疹的危害性，自觉抵制不良的性行为。早期发现，早期治疗病人，以便尽快缩短传染期，加强围生期保健工作。

2）本病易复发，应避免各种刺激因素（如外伤，感染、紫外线，精神创伤，过度疲劳，酗酒及性生活频繁等）以减少复发几率。

3）患病期间因为有较强的传染性，所以，应暂缓结婚，待病情稳定，半年以上不复发，再结婚。

4）有人主张，妊娠期患生殖器疱疹者，应在妊娠早期终止妊娠；妊娠末期感染者，每周临床检查及疱疹病毒分离与鉴定；临产时，如临床检查或产道有疱疹病毒证据，且破膜在6小时以内，可行剖宫产。

56 性病性淋巴肉芽肿

沙眼衣原体（血清型 L1 –3）感染所致。沙眼衣原体（血清型 L1 –3）与其他沙眼衣原体相比 L 型有更强的侵袭力。

（1）传播途径 性传播为主，破溃的皮肤接触到病原体也可以被感染。

（2）主要临床表现 潜伏期3天~3周。

1）早期症状 丘疹、溃疡或糜烂、疱疹样损害。出现在尿道内和阴道内的破溃，会导致尿道炎和宫颈–阴道炎。

2）中期症状 腹股沟淋巴结肿胀及发炎，脓肿，破溃。2/3的病人为单侧，股沟淋巴结肿。痛剧，不治疗，脓肿破溃，逐渐愈合。女性可以出现盆腔包块。中期的症状出现在感染后的10天~6个月。

3）晚期症状　生殖器部位形成破溃后瘢痕，纤维化及淋巴管损害，发生象皮肿、直肠狭窄或瘘道，生殖器变形。

4）主要与梅毒，软下疳，淋巴结炎，直肠癌等鉴别。

（3）实验室检测

1）沙眼衣原体培养。

2）血清学检测　抗体滴度 >1∶64 有临床意义。

3）免疫荧光试验。

4）酶联免疫吸附试验

（4）判愈标准　症状消失一般认为已愈，复发可能性很少。

（5）婚育指导　性病性淋巴肉芽肿的病原体对组织的侵袭力强破坏性大，如不及时治疗可造成生殖器官变形，形成瘢痕，不但直接影响生育，还影响正常的性生活。性病性淋巴肉芽肿病原体传染性强，以性传播为主，密切接触也可被传染。围婚期男女如患此病应积极治疗，暂缓结婚并避免受孕。性病性淋巴肉芽肿治愈后很少复发。

57　软下疳

（1）传播途径　由杜克雷（Ducrey）嗜血杆菌（革兰阴性菌 G^-）感染引起。经性接触、接触感染破溃的皮肤粘膜和自身种植传播。

（2）临床表现　潜伏期 3～7 天。男性病人症状较重，女性则症状较轻。初发症状为生殖器部位丘疹，但很快（24～48 小时）形成肿疮，溃疡，疼痛明显。好发部位除外阴部，还可发生于手、乳房、口唇、口腔等部位。约 50% 的病人发生急性的腹股沟淋巴结炎，多为单侧。肿大的淋巴结化脓、破溃，形成溃疡。应与硬下疳、疱疹、性病性淋巴肉芽肿鉴别诊断。

(3) 实验室检测及判愈

1）实验室检测　涂片：查杜克雷（Ducrey）嗜血杆菌；培养；血清检测；PCR 检测。

2）判愈标准　症状消失，伤口愈合，淋巴结的消退会慢一些。

(4) 婚育指导　杜克雷嗜血杆菌对组织的侵袭力强破坏性大，如不及时治疗可造成生殖器官破溃，腹股沟淋巴结肿大破溃，形成永久性瘢痕，直接影响生育和正常的性生活。杜克雷嗜血杆菌感染传染性强，以性传播为主，密切接触也可被传染。围婚期男女如患此病应积极治疗，暂缓结婚并避免受孕。

58　艾滋病（AIDS）

艾滋病，是人类免疫缺陷病毒 HIV（HIV－Ⅰ型 HIV－Ⅱ型）感染的严重传染病，因其高死亡率以及尚未有效的治疗方法，近年来引起全球各国共同关注的，我国政府也高度重视度重视对艾滋病的预防。

HIV 侵入宿主细胞以后 1～2 周使宿主细胞死亡，释放出大量病毒感染其他细胞，致使 $CD4^{+}$ 等免疫细胞大量减少，免疫功能遭到破坏。HIV 主要存在于血液、精液、阴道分泌液、乳汁、脑脊液。含量微小的体液有：眼泪、汗液、唾液、尿液、粪便。

HIV 病毒对外界抵抗力比肝炎病毒低很多，离开人体后不易在外界环境中生存，其存活时间取决于伴随物质和外界温度。HIV 对热很敏感，60℃以上可被杀死。因此，注射器、医疗用具经过高温消毒、煮沸和蒸汽消毒后可以达到消毒目的。

(1) 传播途径及临床表现

1) 传播途径　性传播；经血传播，即接触被艾滋病病毒污染的血制品、针头；母婴传播，25%～50% HIV 感染孕妇可经胎盘、产时胎儿经产道或产后哺乳传给胎儿、新生儿。

2) 主要临床表现

- 急性感染期：53%～93%的感染者在感染 HIV6 天至 6 周内有急性症状，似流感样表现，如发热，淋巴结肿大，咽喉痛，皮疹等，单核细胞一过性增加，一般 1～2 周后自行消失。
- 无症状期：AIDS 的潜伏期，持续时间 8～10 年甚至更长，但短的可以数月发病，经血传播的发病快。潜伏期内大多数病人有淋巴结肿大。此期患者称为艾滋病病毒携带者或感染者。
- 艾滋病临床早期阶段：出现 AIDS 的相关症状，如：带状疱疹，单纯疱疹，皮肤真菌感染，毛囊炎，非特异性瘙痒皮炎等。
- 临床晚期阶段：出现机会性感染，肿瘤以及 AIDS 相关脑病等。
- 值得注意的是：艾滋病临床表现缺乏特异性，没有定位性症状，体征。所有表现均为 HIV 感染造成的免疫缺陷导致的继发疾病所致，如感冒，疱疹，腹泻，咳嗽，结核，癌症等，上述表现没有参考性诊断意义。

(2) 实验室检查　是目前唯一的诊断依据。

1) HIV 抗体检测　分为抗体初筛试验（ELISA 检查和

快速检测）以及确认试验。因感染了艾滋病病毒后，抗体的产生需要一定时间，大约为1~3个月，这就是所谓的“窗口期”。“窗口期”对诊断感染是很有意义的。若可疑有感染，而血清中检测不到HIV抗体，要充分考虑到处于“窗口期”，要建议对方在3个月后再次检测。

2）病毒载量检查　因目前所用的PCR方法（病毒载量检测）敏感性过强，容易出现假阳性结果，因而不作为诊断的金标准，只用于治疗监测。

3）CD4细胞的检测。

（3）婚育指导　婚前或孕期发现艾滋病感染者，应尊重HIV病毒感染者或艾滋病病人对婚育的选择，但要对其讲明该病的危害及对后代的影响。要强调艾滋病是一种传染性强、病死率高且不可治愈性的疾病。有任何一方感染都有可能传染对方，为防止男女性伴间传播应坚持使用安全套。若发现女性感染且又怀孕时，要充分阐明母婴传播的危险，同时要告知有预防母婴传播的措施。对这些感染对象要进行疾病监测同时要提供必要的服务，如孕期保健等。

59　性传播疾病对母婴的危害

不论感染了那一种性传播疾病都会不同程度的危害自身的健康，患病期间怀孕还会殃及胎儿乃至新生儿的健康。所以，婚检时对性传播疾病的检出不仅是重点，还要提供咨询和健康教育，要指导婚前的男女以及准备怀孕或已经怀孕的妇女，不论本人或配偶有性病的相关症状，均应及时到医院进行检查诊治，以免危害自身和后代的健康。

性传播疾病对母子的危害

病原菌	母亲疾病	胎儿疾病	新生儿疾病
淋球菌	尿道炎，宫颈炎，输卵管炎，不孕症，宫外孕	绒毛膜羊膜炎，早产，低体重儿	眼结膜炎，败血症，脑膜炎
沙眼衣原体	宫颈炎，输卵管炎，肝周围炎不孕症，宫外孕	绒毛膜羊膜炎，早产，低体重儿	眼结膜炎，角膜炎，肺炎，支气管炎，中耳炎
人型支原体 解脲支原体	阴道炎，尿道炎，宫颈炎，输卵管炎，不孕症，宫外孕	胎盘炎，自发流产，绒毛膜羊膜炎，早产，低体重儿	败血症，肺炎
梅毒螺旋体	成人梅毒各种表现	自发流产，死胎，早产，低体重儿	新生儿死亡，先天梅毒，各器官感染，全身感染，中枢神经系统疾病
单纯疱疹病毒	各种粘膜溃疡，反复发作，盆腔疾病	自发流产，死胎，早产，低体重儿	局部皮肤粘膜感染，眼感染
巨细胞病毒	无	自发流产，低体重儿	大脑发育不全，智力低，耳聋，眼疾患，各器官感染，早亡
人类免疫缺陷病毒（HIV）	无症状，艾滋病各种表现	胎婴感染	艾滋病各种表现

第四节 精神类疾病与婚育

60 精神类疾病概述

自20世纪80年代以来，我国精神病（亦称精神障碍）患病率已有明显上升，目前，精神卫生问题已成为我国，乃至世界一个重要的公共卫生问题和社会问题。因其可以造成人身伤害，以及有遗传的可能，所以属于《中华人民共和国母婴保健法》中规定的影响婚育的疾病。

（1）概念 精神障碍是指，在各种因素（生物、社会、心理等）的作用下，造成大脑功能失调，而出现感知、思维、情感、行为、意志及智力等精神运动方面的异常，需要用医学方法进行治疗的一类疾病。

（2）病因 精神障碍的发生是生物学因素（遗传、素质、性别、年龄、器质性病变、神经生化代谢变化等）与心理社会因素（生活事件、自然灾害、环境、文化、经济等）共同作用的结果。

1）遗传因素 在某些精神疾病中，如：精神分裂症、心境障碍、人格障碍、精神发育迟滞等有明显的遗传倾向。但细胞遗传学和分子遗传学研究至今缺乏一致结果。一般认为：精神分裂症属多基因遗传。精神疾病的遗传性是否显现，需由病前和发病时的社会环境对病人的影响决定。

2）素质因素 是指个体的心理素质和躯体素质。当心理素质属于敏感、脆弱或内向性格时，在遭遇外界打击后容易出现精神障碍。

3）年龄、性别因素　青春期、更年期由于内分泌的变化自主神经系统不稳定，情绪易波动，对外界应激刺激敏感，当遇到生活事件时容易出现抑郁症、强迫症、癔症等。老年期脑和躯体的生理功能处于衰老状态，容易患脑动脉硬化性精神障碍、阿尔茨海默病等疾病。

（3）分类　根据《中国精神障碍分类与诊断标准》第3版（CCMD－3）将精神障碍分为10大类。简单介绍如下：①器质性精神障碍；②精神活性物质与非成瘾物质所致精神障碍；③精神分裂症和其他精神病性障碍；④心境障碍（情感性精神障碍）；⑤癔症、应激相关障碍、神经症；⑥心理因素相关的生理障碍；⑦人格障碍、习惯和冲动控制障碍、性心理障碍；⑧精神发育迟滞、童年和少年期心理发育障碍；⑨童年和少年期多动障碍、品行障碍、情绪障碍；⑩其他精神障碍和心理健康情况。

61　精神分裂症

精神分裂症是一组病因不明的精神病。以思维、情感、行为等多方面的障碍以及精神活动的不协调为临床表现。

（1）病因

1）病因与发病机制尚未真正阐明，可能为多因素综合作用的结果。

2）遗传因素　遗传因素在精神分裂症的发病中起重要作用。但遗传因素到底是单独作用还是和其他致病因素共同作用仍不清楚。患者各级亲属患此病人数明显高于一般群体，血缘关系愈近患病率愈高。目前多数人认同精神分裂症属多基因遗传。

3）神经生化假说　包括：多巴胺亢进学说、5－羟色胺假说等。

4）脑结构异常　有研究证明：精神分裂症患者脑体积小，重量轻，侧脑室扩大。但脑结构的某些改变是精神分裂症的原因还是结果尚无定论。

5）社会、心理因素　精神分裂症患者的生活事件明显多于一般人群。而且有分裂人格的人和低收入人群中精神分裂症发生几率高。

（2）分类

1）偏执型精神分裂症　以幻觉和妄想为主要临床表现，起病较缓慢，发病年龄以中、轻年为主，患者有各种幻觉和妄想。该型是临床最常见的类型。发病后患者可在较长时间内保留部分社会功能。

2）青春期精神分裂症　发病年龄较轻，起病急，病情发展快。以思维联想障碍、情感不协调、行为障碍等症状为主要表现。发病后对社会功能影响大，早期发现及时治疗，将来预后较好，否则预后较差。

3）紧张型精神分裂症　少见，以紧张性木僵或紧张性兴奋为主要临床表现。起病急，缓解也较快，相对预后较好。

4）单纯型精神分裂症　起病缓慢，发病年龄轻。疾病早期可表现为神经衰弱，个性改变，以孤僻、情感淡漠、意志缺乏为主要表现。此型治疗效果差，对患者社会功能影响较大，预后较差。

5）未分化型精神分裂症　具有精神分裂症的一般特点，

但不符合上述任何一型或是以上描述各型的混合。

(3) 诊断标准 《中国精神障碍分类与诊断标准》第3版（CCMD-3）关于精神分裂症的诊断标准有以下4项。

1）症状标准 至少有下列2项，如症状可疑或不典型，则至少需三项。

- 反复出现的言语性幻听。
- 联想障碍：明显的思维松弛、思维破裂、言语不连贯，或思维内容贫乏。
- 思维被插入、撤走、或被播散。思维中断，或强制性思维。
- 内心被揭露体验，被控制，被洞悉体验。
- 原发性妄想：妄想内容自相矛盾或内容变化不定，荒谬离奇。
- 思维逻辑倒错、病理性象征性思维，或语词新作。
- 情感障碍：情感倒错或明显的情感淡漠，自笑。
- 行为障碍：紧张综合性、怪异行为，或幼稚愚蠢行为。
- 明显的意志减退或缺乏。

2）严重程度标准 丧失生活、学习能力，自知力障碍。社会功能严重受损或无法进行有效交谈。

3）病程标准 符合症状和严重程度标准至少已持续1个月，分裂症状需满足分裂症的症状标准至少2周以上，方可诊断为精神分裂症。

4）排除标准 排除器质性精神障碍；排除精神活性物质和非成瘾物质所致的精神障碍。尚未缓解的分裂症病人，若又患本项中的前述两类疾病，应并列诊断。

(4) 治疗原则 以药物治疗为主，心理治疗、康复治疗为辅。

1）药物治疗　特别是急性期更为重要。常用药物有：氯丙嗪、氯氮平、氟哌啶醇、奋乃静、舒必利等。用药应因人而异，因症状而异。

2）心理治疗　根据患者具体情况进行。支持性心理治疗可解决社会心理因素给患者带来的打击。鼓励患者建立信心，对疾病有正确的看法，对前途有乐观态度。

3）康复治疗　应在治疗早期就开始。通过各种集体活动使患者孤僻、退缩行为得到改善。有利于促进患者自理能力的增加，促进患者增加恢复社会生活和自立的信心。

（5）婚育指导

1）避免近亲结婚　精神分裂症的遗传较复杂，目前多数认同为多基因遗传，与患者血缘关系越近患病率越高。

2）在发病期内应暂缓结婚　精神分裂症患者在发病期时多无行为责任能力和自控力，而且大量服用抗精神病药物可有致畸作用。结婚本身是一种生活事件，在生理及心理上的改变可加重患者情绪波动导致病情加重。因此处于发病期的精神分裂症患者应暂缓结婚。待病情平稳 2 年以上，才可结婚。在建议暂缓结婚时由于疾病的特殊性，应向其法定监护人讲明原因。如坚持结婚的应向对方讲明疾病的情况，建议不要生育并采取避孕措施。

3）对频繁发作，精神功能有明显衰退的患者应劝阻结婚　双方均为精神分裂症患者的应劝阻其结婚，但如坚持结婚的应建议不要生育。

4）生育问题　精神分裂症是多基因遗传，后代发病率明显高于群体。而且抗精神病药物有致畸作用，所以服药期间不宜妊娠。妊娠后由于内分泌改变，精神分裂症复发机会增多，孕期发病用药又对胎儿不利。因此对反复发作的女性患者，建议慎重考虑生育问题。

62 精神发育迟滞

精神发育迟滞是指起病于18岁以前，表现为智力明显低于平均水平，并伴有社会适应困难的一组综合征。精神发育迟滞的原因很多，其中有些是由某些疾病引起：如：染色体病中的唐氏综合征、脆性X综合征，代谢性疾病中的苯丙酮尿症、克汀病等。这些疾病有明确的病因，属于精神发育迟滞的特殊类型。还有一些人是边缘性智力，其智商在70～86，伴有社会适应能力降低。根据智商的不同分为：轻、中、重、极重度4级。

（1）临床表现及诊断要点

1）轻度精神发育迟滞（愚鲁）　智商为50～70；心理年龄为9～12岁，最多见，约占精神发育迟滞病人总数的80%左右。生活可自理，小学低年级功课能跟上，但年级越高越困难，特别是数学成绩较差。一般不易考入中学，即使进入中学功课也无法跟上，常辍学。成年后可从事简单工作。无明显言语障碍，但对语言理解和使用能力有不同程度的延迟。

2）中度精神发育迟滞（痴愚）　智商为：35～49；心理年龄为6～9岁，约占精神发育迟滞病人总数的10%或稍多。学龄前学会一般说话，但不能表达较复杂内容，进入小学后发现接受能力差，一般在小学低年级因功课跟不上而终止学业。经适当训练后基本可以生活自理。可掌握简单生活用语，但词汇贫乏。

3）重度精神发育迟滞（白痴） 智商：20～34。心理年龄为3～6岁，病人较少，患者社会适应能力明显缺陷。生活不能自理，明显语言发育障碍，只会说简单语句，不能理解别人的语言含义。不能接受学习教育。

4）极重度精神发育迟滞 智商：20以下，心理年龄为3岁以下，能存活者很少。不能学会说话、走路。完全丧失生活自理能力。也无法接受训练。

（2）治疗原则

1）对有明确病因的，以治疗病因为主。

2）没有明确病因的，以对症治疗为主。一般根据智残程度进行教育、训练及康复治疗等。

（3）婚育指导

1）对重、极重度精神发育迟滞的患者，因其本人生活不能自理需全护并且没有民事行为能力，根据我国婚姻法规定，属于禁止结婚。

2）对中度精神发育迟滞患者，如对方是正常人且自愿，可以结婚。但如患者是女性最好不要生育。如患者及亲属坚持生育的，要在监测下生育并对婴儿进行早期教育及智力开发。

3）对轻度精神发育迟滞患者，可以结婚，应在监测下生育。

4）特殊类型的精神发育迟滞患者按原发病进行婚育指导。

63 抑郁症

抑郁症属于情感性精神障碍，又称心境障碍，是以显著而持久的情感或心境改变为主要特征的一组疾病。主要特点是：情感过度高涨或低落，伴有相应的认知行为改变。多数病人有反复发作、自行缓解的倾向。患者可仅有躁狂或抑郁状态，也可兼有两种状态（双相型），呈间歇性交替或循环发作。本文主要指单相抑郁状态。

(1) 临床表现 以心境低落、思维迟缓和精神运动抑制为主的“三低”症状。

1）心境低落 主要是显著而持久的情感低落，抑郁悲观。患者终日忧心忡忡，愁眉苦脸、长吁短叹。轻者闷闷不乐，凡事缺乏兴趣；重者可悲观绝望、度日如年、有生不如死的感觉。情绪低落在早晨较重，傍晚有所减轻。

2）思维迟缓 反应迟钝，自觉脑子笨，言语减少、语速减慢。

3）精神运动抑制 表现为不愿做事，不想上班，不愿与周围人交往。严重抑郁患者常伴有自杀观念，认为结束生命是一种解脱。

4）躯体症状 食欲、性欲减退，体重下降，睡眠障碍表现为：早醒，比平时早醒2~3小时，醒后不能再入睡。此症状对抑郁发作有特征性意义。

(2) 诊断要点

1）症状标准 以心境低落为主，并至少有下列4项：

- 兴趣丧失、无愉快感。
- 精力减退或疲乏感。

- 精神运动性迟滞或激越。
- 自我评价过低、自责，或有内疚感。
- 联想困难或自觉思考能力下降。
- 反复出现死的念头或有自杀、自伤行为。
- 睡眠障碍，如失眠、早醒，或睡眠过多。
- 食欲降低或体重明显减轻。
- 性欲减退。

2）严重标准　社会功能受损，或给本人造成痛苦或不良后果。

3）病程标准

- 符合症状标准和严重标准至少已持续2周。
- 可存在某些分裂性症状，但不符合分裂症的诊断。若同时符合分裂症的症状标准，在分裂症状缓解后，满足抑郁发作标准至少2周。

4）排除标准　排除器质性精神障碍，或精神活性物质和非成瘾物质所致抑郁。

（3）治疗原则

1）药物治疗　以抗抑郁药物。

2）电休克治疗　用于企图自杀的患者及使用以抗抑郁药治疗无效者。

3）心理治疗　对有明显心理社会因素作用的抑郁症患者，在药物治疗的同时合并心理治疗效果较好。

（4）婚育指导

1）结婚问题　患病期应暂缓结婚，减少生活事件的刺激有利于疾病的恢复。当病情已被控制，最好在治愈后再结婚。由于本病易复发，所以应做到婚前对方知情并双方自愿。婚后应巩固治疗1年以上，动态观察病情，不要急于妊娠。

2）生育问题　当患者痊愈2年以上未发病，可以生育。但孕期应注意调整心态。对于病情不稳定需要用药维持的患者，原则上不宜妊娠。但如强烈要求妊娠者，应于月经前1周停药，待到排卵期时体内所蓄积药物的量经自然排泄，明显减少，有可能不会对胎儿产生影响。也可以先将有明显致畸作用的药物停用，换用致畸作用相对较小的药物。（如：停用单胺氧化酶抑制剂，选用5－羟色胺再摄取抑制剂类药物。）在确定妊娠后停药，孕期可结合心理治疗控制病情，尽量不用药物，尤其是孕早期。

3）抑郁症与遗传有一定关系，多数学者倾向于多基因遗传。单项抑郁症的遗传率高于双相型情感障碍，而且遗传方式可能是具有显性主基因的多基因遗传。但患者子女的患病危险率与其父母患病前后所孕（育）无关。

64　焦虑症

以焦虑情绪为主要表现的神经症。

（1）临床表现及诊断

1）符合神经症的诊断标准。

2）病前性格常具有易紧张、焦虑、对困难估计过分；对躯体状况过于关心；遇到挫折过于自责，信心不足等特点。

3）经常或持续存在的无明确对象或无固定内容的恐惧、紧张不安。有自主神经功能紊乱和运动性不安症状，如：心悸、呼吸急促、头痛、乏力、舌、唇、手指震颤，坐立不安，肌肉紧张等。

4）焦虑心境持续一个月以上。

5）排除强迫症，恐惧症，疑病性神经症等。

6）排除甲状腺功能亢进、冠心病、高血压等躯体疾病的继发焦虑；及兴奋药物过量等。

（2）治疗原则

1）心理治疗　焦虑症患者病前常经历过较多生活事件，病后常对周围环境过分警觉。应用认知疗法可以帮助患者解决问题，放松疗法对焦虑症也是有益的。

2）药物治疗

• 苯二氮䓬类药物用于广泛性焦虑，如：安定类同时可改善睡眠。

• 丙咪嗪适用于惊恐发作，多塞平适用于焦虑症状。

• β－肾上腺素能受体阻断剂：心得安（普萘洛尔）等对躯体性焦虑症状效果明显。

（3）婚育指导　焦虑症的发病与机体素质、所处环境有密切关系。预后在很大程度上与个体素质有关。在发现焦虑症后应积极治疗，控制病情。治疗得当，大多数患者能在数周内好转，病情平稳后不影响结婚，但最好在停药一段时间后再考虑生育问题。

65　强迫症

以强迫观念，强迫冲动或强迫行为等症状为主要表现的一种神经症。以脑力劳动者为多。

（1）临床表现及诊断

1）符合神经症的诊断标准。

2）以强迫思想和强迫动作为主要的临床表现。

- 强迫观念：强迫怀疑自己完成的某件事的可靠性，有不确定感，如：门窗是否关紧？钱物是否失落等。
- 强迫回忆：不由自主地反复回忆以往经历，无法摆脱。
- 强迫情绪：主要是一种担心，表现对自己情绪的恐惧，如：坐车时将双手放在头顶，担心车上有人丢钱包以免涉嫌自己。
- 强迫意向：病人感到有一种冲动要做某种违背自己心愿的事。
- 强迫行为：反复检查门是否锁紧，煤气是否关好。有时检查几遍也不放心。反复洗手，反复洗衣服，明知过分无法自控等。

3）排除其他精神障碍的继发性强迫症状，如抑郁症和精神分裂症。

(2) 治疗原则

1）心理治疗　使患者对自己的个性特点和所患的疾病有正确认识，增强自信，去掉包袱。

2）行为疗法　系统脱敏疗法。

3）药物治疗　氯丙咪嗪有显著抗强迫症状效果。

(3) 婚育指导　强迫症患者与双亲的同病率远远高于普通人群。这并非完全是遗传的作用，因为它无法排除环境因素（同一家庭）的影响。所以双方如同为强迫症患者，最好不结婚，以免后代患病风险。一方为强迫症患者经治疗痊愈后可婚育，但最好停药一段时间后在考虑生育问题。

第五节　男性生殖系统疾病与婚育

66　男性生殖系统概述

人类的生殖系统结构复杂，功能完善，男性生殖系统分为两大类：一类是性腺，一类是附性器官。也可以分为内、外生殖器官。

（1）内生殖器官　包括睾丸、输精管道和附属性腺

1）睾丸　是男性的生殖腺，发挥生成精子和分泌雄激素的作用。

2）输精管道　包括附睾、输精管、射精管和尿道。附睾有储存精子和使精子完全成熟的功能。其他则为排出精子的管道。

3）附性腺　包括精囊、前列腺、尿道球腺和尿道旁腺。精液的构成，离不开这些腺体的分泌物，其中包含了精子的营养成分，缺少了它们，精子的活动力受到限制，精液量会减少，液化不好这都是障碍受精的因素。

（2）外生殖器官　包括阴茎与阴囊。

男性生殖系统各部位的功能，有着一套调控系统，中枢神经－下丘脑－垂体－睾丸，构成男性生殖轴系，它们之间依赖神经递质和内分泌激素进行相互调节的。

（3）男性生殖系统的胚胎分化发育过程

第一时期：从怀孕至第七周，此期胎儿只有性染色体的差异，没有生殖器官和性腺的区别。从第六周起胎儿出现原始性腺，原始生殖管道（苗勒管和午非管），以及中性

外生殖器原基。原始性腺的外层皮质可分化发育成睾丸，内部的髓质可分化发育成卵巢；午非管分化成输精管、精囊、射精管、输卵管、阴道的内1/3；中性外生殖器原基可分别形成男性的阴茎和阴囊，或女性的阴蒂、阴唇和阴道。以上发育均由性染色体上的X控制性别的基因决定。

第二时期：从妊娠第八周起，Y染色体上的睾丸基因使原始性腺向原始睾丸分化，并具有分泌雄性激素的作用，这就是性腺分化期。

第三时期：从妊娠第九周起，在原始睾丸分泌的雄激素作用下，苗勒管开始退化，第14周左右，胎儿的内外生殖器官有了明显差别。此期雄激素作用很重要，如因某种病理因素导致雄激素的缺乏，则基因为男性的胎儿会向女性分化过程发展。相反如女性胎儿在较强的雄激素作用下也可向男性化过程发展，如出现阴茎体等。

一般来说，Y染色体是决定男性的基因，否则就会发育成女性。个别情况下，在受精卵内除了Y染色体外，还有两条X染色体时，由于多余的X染色体的干扰，可使男性正常表现发生障碍，出现小睾丸、无精子、男性第二性征减弱等临床表现。

67 阴茎发育异常

阴茎是男性外生殖器官，它具有生殖与排尿的功能。平时软缩，遇冷时可收缩得更小。憋尿或性兴奋时又可以勃起增大变硬。下腹脂肪多的胖人阴茎外露的较小，当勃起时可增长2~3倍。而瘦人平时外露的阴茎可能较大，但勃起后可能没有更大的增长。

(1) 阴茎的大小 应该是一个相对的标准，我国有不少专家为此做过科学调查，中国成年男人的阴茎，在疲软时长5~9厘米，勃起后可增长1~2倍。男性青春期后阴茎长度基本上固定了。测量阴茎长度不只是能看到的阴茎部分，实际长度要从龟头量到耻骨联合部。因此，有人对外露的阴茎部分感到短小而产生顾虑，其实，真正的小阴茎是极少数的（测量长度小于4厘米），至于担心发育差而想寻求阴茎增长药，则是没有帮助的。

婚育指导：一般只要不是真正的小阴茎，对婚育是无障碍的。对过小的阴茎可做延长手术能增长3~4厘米。向当事人应多做些解释工作，解除顾虑。以科学态度对待生理发育不要受错误宣传的影响而造成的精神负担。

(2) 包茎 包皮完全遮盖阴茎头，包皮口很小或包皮与阴茎头粘连，包皮不能上翻完全露出阴茎头。

1）包茎的危害 影响阴茎的发育；包皮内容易积存包皮垢且不易清除，长期刺激可诱发感染和阴茎癌；出现“嵌顿包茎”，即包皮用力过猛，翻至冠状沟处，因包皮口小而不能复原。此时，可造成局部血液循环不畅，龟头缺血，长时间不能复原，有龟头坏死的可能，是比较危险的急症。

2）婚育指导

- 如在婚前检查时发现有包茎应动员其做包皮环切后再结婚。
- 防止出现“嵌顿包茎”。
- 包皮环切术后应等到伤口完全愈合3~4周后，阴茎勃起时没有疼痛感觉再过性生活，一般对生育无障碍。

• 自幼年就要注意清洗外阴，家长并有意识地帮助包皮上翻，学龄前应行包皮环切手术，最迟到青春期也要手术治疗。

(3) **尿道下裂** 龟头前方尿道口异位，它是常见的发育畸形，特征是尿道口向上或向下方延长，勃起的阴茎可出现下弯，系带缺如。

1）尿道上裂较少见，最多见龟头型尿道下裂。其发病原因属常染色体显性遗传，妊娠期内使用孕激素较多可增加其发生率。除龟头型外尚有阴茎型、阴茎阴囊型和会阴型等，均以发生部位而定名。

2）婚育指导 除轻度龟头型可不治疗外其余都需手术矫正。否则影响阴茎勃起，进而影响性生活。除龟头型尿道下裂外，其他类型建议在婚前进行手术矫正。还有可能因射精不能进入阴道深部，是尿道下裂影响怀孕的因素，可以尝试矫正性交姿势后，可能获得成功。

(4) **隐匿阴茎** 隐匿阴茎多见于肥胖体型的人，发生原因多为先天因素和身体肥胖。特点是阴茎皮肤发育不良，阴茎体发育正常，大多数为包茎，阴茎体被埋在耻骨区的皮下脂肪内。

婴幼儿期发现隐匿阴茎，家长可每天帮助后推阴茎皮肤，慢慢扩大包皮口，使阴茎体得到正常发育。若儿童期发现则可手术治疗，分离包皮，消除狭窄并露出龟头，逐渐可得到正常发育。

治疗后的隐匿阴茎是不影响婚育的。但有部分患隐匿性阴茎者因阴茎发育不好，婚后可能影响性生活。

(5) **包皮过长** 阴茎头被包皮完全盖住，上翻包皮才能显露龟头和冠状沟。包皮过长又可分为：真性包皮过长——阴茎勃起后龟头也不能完全外露；假性包皮过长——平时阴茎头被包皮盖住，但阴茎勃起后龟头则能够完全外露。包皮过长可造成包皮垢存留在冠状沟，不注意清洗会使细菌繁殖，引起包皮龟头炎。反复发作的包皮龟头炎可使包皮与阴茎头之间发生粘连，造成包皮不能上翻，形成“后天获得性包茎”。另外，包皮过长有时还可引起早泄。由于平时龟头被包皮遮盖受到的刺激少，使龟头粘膜过于敏感。当性生活时，阴茎勃起龟头外露，龟头与阴道摩擦时龟头粘膜过于敏感易发生过早射精，尤其在新婚时。另外，包皮垢是导致男性阴茎癌，女性宫颈癌的潜在因素。所以患有包皮过长的人平时应注意清洗。

婚育指导：阴茎勃起后包皮口紧不能上翻者，同包茎者一样应及时做环切手术，如口不紧，上下翻动自如，也无任何不适时，也可不必做包皮切除，但需做到每天清洗使包皮内不留包皮垢。

68 睾丸发育异常

涉及睾丸的疾病都要考虑到与生育有关的问题，所以都应检查精液以判断他的生育能力，还应该提醒说明这类疾病婚后有人性功能会出现早衰的现象。

（1）睾丸的正常大小 正常健康男性睾丸体积应在15毫升以上，若一侧睾丸萎缩，另一侧则可达30毫升以上，8毫升（约1.5cm×1.5cm×3.3cm）以下的称为小睾丸。一般双侧睾丸大小相同，但右侧睾丸较大些属正常。睾丸下降位置，左侧稍低于右侧。

如何测量睾丸的大小：通常可用卡尺分别测量睾丸的长径、宽径、后径；然后依照下列公式计算睾丸体积。

睾丸体积（厘米）＝长×宽×厚×3.14/6

(2) 睾丸发育不良（小睾丸） 小睾丸并不是一种疾病，而是一种体征。睾丸小于8毫升称为小睾丸。小睾丸多为原发性，又称为促性腺激素增高性性腺功能减退。继发性多为外伤或放射线损害引发。其发生原因是中枢神经系统、垂体、睾丸三者间有一处发生病变都可出现小睾丸症。睾丸发育不良者常因无精子或精子极少而影响生育，同时伴有性腺功能不全、第二性征发育不良、阴茎短小、前列腺发育不佳、精液稀少。

婚育指导 若发现小睾丸应动员其做精液常规检查，以便为其做婚育指导。因为小睾丸症往往精液中无精子，不具有生育能力，必须要求女方了解这一情况后方可结婚。

(3) 隐睾 是较为常见的睾丸下降异常，一侧或两侧都可出现，睾丸未能下降到阴囊内而停留在其他部位。

新生儿睾丸均已下降到阴囊内。隐睾发生率仅占新生儿的3.4%～5.8%，由于隐睾处温度比阴囊内温度高1～3度，长期在此环境下，睾丸发育不良，其曲细精管退变，引起生育功能障碍。隐睾有扭转、恶变、外伤的机会。隐睾病因属先天性发育不良。

婚育指导 在成人时期发现隐睾，因为对性功能没有影响，所以不影响结婚，但如患单侧隐睾，对侧发育正常，则应及早手术，将患侧睾丸切除，防止癌变。另外有近一半的患者，特别是双侧隐睾者，可能无生育能力，应劝男方告知女方，以免影响婚后生活。

（4）**克氏（Klinefelter）综合征** 其发生率约为男性新生儿的1‰，为性染色体异常所致，睾丸曲细精管萎缩。表现为睾丸小而坚实、阴茎正常发育但稍短小、乳房女性化、第二性征发育不良、精液中无精子。查其染色体为47，XXY或47，XXXY、XXYY等。雄激素治疗可改善性功能，但不能解决生育问题。（详见遗传病与婚育章节）

69 阴囊常见疾病

（1）**阴囊的作用** 阴囊是一个壁薄而有韧性的皮口袋，它和阴茎、会阴部、股内侧的皮肤相连。从外表看囊的正中有一条纵缝，那是胚胎发育时的痕迹。阴囊皮肤柔软、薄弱有弹性，表面生长有少量阴毛。阴囊内有一层平滑肌肉膜，并且有弹性纤维，囊内有一道隔膜，分别装着左右两侧的睾丸和附睾。阴囊起到保护睾丸的作用。

阴囊皮肤对外界温度极为敏感，它有丰富的汗腺，有助于散热。人们游泳时阴囊自动收缩起来为的是保护睾丸的温度，天热时或洗热水澡时，阴囊松弛、下降、睾丸也下来，为的是散热。这里再说明一点，睾丸需要34度的温度，因为这是精子生存的最好条件。正因为此，阴囊有下垂和收缩，是它的本能。

阴囊的颜色受性激素的影响，主要是雄激素的代谢在睾丸处很丰富，使得皮肤黑色素沉积的就较多，有的人阴囊颜色不黑，可能与性激素低有关，这对身体影响不大。

（2）**鞘膜积液** 鞘膜液是包绕在睾丸外的鞘膜腔内的液体，起到保护睾丸的作用，如超过正常积存量，形成肿大的囊肿叫鞘膜积液。发生原因一种是因为鞘状突未完全闭合，形成小管通向鞘膜腔，使腹腔液沿小管流入鞘膜腔内，形成可复性鞘膜积液，又称为交通性鞘膜积液。另因睾丸、附睾病变，如炎症或外伤所致。也有一部分原因不明的积液。临床检查一般无明显症状，只发现睾丸增大但又触不到睾丸实体，透光试验为阳性。如是阴性，要区别腹股沟斜疝的可能，体积较大或影响活动时可行手术治疗。

婚育指导：鞘膜积液不影响婚育，但应向当事人解释要积极治疗，否则容易产生以后障碍生育的合并症，影响到患侧睾丸的正常功能。

(3) 精索静脉曲张 每个人的阴囊内左右各有一条精索，它是悬挂睾丸和附睾的柔软圆索，其中包括动脉、静脉、输精管和淋巴管。睾丸和附睾的血液供应及神经支配都来自于精索。精索静脉曲张就是其中的静脉由于生理发育和自身血管内瓣膜发育不够健全使血液回流或其他外界因素造成血管迂曲、扩张。95%的人患病在左侧，用手可以摸到阴囊内成团的蚯蚓状物。

一般没有明显症状，可以不做治疗，也不影响婚育。只有发生较重的曲张，并且有不适和下坠感觉或有隐痛时，应进行手术治疗。有时精索静脉曲张可造成少精症，这是因为静脉因回流不好造成血液滞留，房事后很长时间会阴和阴囊部坠胀感，造成睾丸营养不良，睾丸内二氧化碳及废物不能排出，氧气及营养物质不能充分进入睾丸内，使睾丸生精能力受限，导致少精症。

婚育指导：精索静脉曲张不影响结婚，只有发生较重的曲张并且有不适和下坠的感觉或经常隐痛时应进行手术治疗。一旦婚后不育，精液检查异常时，也应进行治疗。手术后有

60%的人精液质量得到改善。平时有静脉曲张者，应穿紧身裤，不要用手经常去揉捏，防止出现炎症。

70 常见感染性疾病

（1）前列腺炎 多来自尿道的细菌，80%为大肠杆菌通过前列腺管进入腺体或由体内其他病灶如扁桃腺炎等经血液、淋巴进入前列腺。平时也可无症状，在某些外界因素刺激下而诱发。如：感冒、饮酒、性欲过度、长途骑车、久坐少动等，有时情绪变化也能引发。通常分急性和慢性炎症两种类型。

1）急性前列腺炎 起病快，发热、无力、腰部酸痛、会阴部及肛门内有不适感，有时有尿痛、尿急或尿淋漓。肛门指诊前列腺有触痛、肿大，此时不可压迫前列腺防止炎症扩散。所以不应做前列腺液检查。待体温正常2周后查前列腺液可有炎症反应。

2）慢性前列腺炎 个体症状差异很大，有人无症状，有人则会出现会阴、下肢、双侧腹股沟不适，阴囊或睾丸痛，腰背酸痛。有时排尿时有白色分泌物流出，并且伴有尿痛，性功能改变，失眠等症状和神经衰弱表现。前列腺液可有白细胞出现，在10个以上白细胞/高倍视野。慢性前列腺炎治疗较为困难，应以理疗为主，可以坚持热水坐浴，忌食辛辣和忌酒。

（2）睾丸炎 流行性腮腺炎睾丸炎较常见。因腮腺炎病毒从尿中排出，而容易合并发炎。所以在患有腮腺炎时应充分休息适当治疗，以防止睾丸炎发生。当出现炎症时阴囊红肿、睾丸肿大、有疼痛和下坠感。

(3) **附睾炎** 附睾是储存精子和使精子进一步成熟的地方。由于尿道狭窄，前列腺增生，尿道炎，特异性感染如结核和淋病，通过逆行蔓延可发生附睾炎。故附睾炎多发生在附睾尾部，血行感染则多始于附睾头部，若双侧附睾有病变时，可造成生育困难。附睾炎表现为阴囊肿胀、疼痛、可牵扯下腹部及大腿根部、行走不便、触摸有压痛和硬结。根据不同致病原因选用抗生素治疗，并应采用抬高阴囊，局部冷敷方法治疗。

(4) **包皮、龟头炎** 有包茎和包皮过长时，又不能经常清洗，积聚着包皮垢常是感染的诱因。另外，局部摩擦、避孕套、洗涤液过敏也可造成包皮龟头炎。一些化脓菌、滴虫、念珠菌都可滋生使局部产生炎症。早期包皮内和龟头可发红有小丘疹、痒、持续1~2天后可形成糜烂、渗出，严重时可出现水疱。合并感染时可出现脓性分泌物、并发表浅性溃疡或包皮出现裂口而疼痛。严重者 可伴有腹股沟淋巴结肿大。患者应及时治疗并应该排除淋菌感染，待炎症消失后一个月，可做包皮环切手术，并应注意个人卫生，每日清洗。

(5) **精囊炎** 平时无症状，只是在性交排精时发现精液呈红色俗称为“血精”。精囊是男性附属性腺，由腺体组成，位于前列腺后上方，与射精管相通。有分泌精囊液的功能。当精囊发炎时，出现血精是诊断的最重要依据。射精时因肌肉收缩可使血液同分泌液同时排出，单凭“血精”即可判定精囊炎的存在。炎症可来自前列腺或其他部位。治疗：首先应该停止性生活，其次是抗菌消炎药的选用，这是治疗的关键。凡泌尿系统使用的消炎药都可以使用，如能找到引发精囊炎的其他部位的病变必须同时治疗。在此期间应忌酒和辛辣食物。止血药物只用在持续血精时间较长的患者。

(6) 婚育指导

1）生殖系统的感染性疾病，在急性期都必须经过治疗后方可结婚，否则容易出现交叉感染。在未痊愈前性交应该使用安全套，防止互相感染。

2）这些疾病都有可能影响精液的质量，如睾丸炎可损害睾丸生精细胞而造成睾丸萎缩，影响生育功能，所以婚后未孕者应考虑到与此类疾病有关。

3）感染性疾病往往与个人卫生有关，所以要指导患者保持每天清洗外阴的习惯。

71 生殖系统其他疾病

(1) 生殖系统结核 当患有泌尿系统结核时，很容易并发生殖系统结核，睾丸、附睾、输精管、前列腺等部位均可出现。上述部位患结核病往往病症不明显，有时出现疼痛、肿胀，检查时可摸到硬结出现。结核病发病广泛，因此，在身体其他部位有结核病时，应注意泌尿生殖系统的检查。相反，当发生生殖系统有结核病的可能时，也应做全身检查，以便进行及时有效的抗结核治疗。

婚育指导：患生殖系统结核如睾丸、输精管和附睾结核有影响生育的可能。应该得到系统的抗结核治疗，如是陈旧性结核病灶可不必治疗。精囊炎只需注意休息，停止一段时间的性生活就可以自愈。如果此时有泌尿系统感染存在，进行同步治疗即可。

(2) 男性生殖系统肿瘤 男性生殖系统肿瘤主要有阴茎癌、前列腺癌和睾丸癌。

阴茎癌多见于男性中年以后，并多有包茎或包皮过长史。是男性生殖系统肿瘤中较常见的病。癌前病变常见有阴茎乳头状瘤、巨大尖锐湿疣、阴茎白斑、长期尿垢刺激等。阴茎癌早期容易忽略，常有龟头痒和少许脓性分泌物，继之发生溃疡和继发感染，有腥臭脓性分泌物出现，癌表面呈菜花样，以取活体组织病理检查确诊。治疗以手术治疗为主。

我国前列腺癌的发生率比西方国家低。发病年龄也较晚，多在60岁以上，目前认为此病与内分泌、性激素水平异常有关

睾丸肿瘤多属恶性，多发生在20～40岁间。此病发生率占全身恶性肿瘤的10%，主要病因是隐睾症和睾丸下降不全。早期多无症状，多系在触诊时发现睾丸内有肿块。怀疑睾丸肿瘤时，切记不能行睾丸穿刺和活检，以防转移。B超及CT诊断很有价值。早做手术切除并根据肿瘤种类辅以放疗和化疗。

婚育指导：往往生殖系统肿瘤治疗后失去生育能力，并应在5年不复发的情况下再考虑结婚。肿瘤患者性功能低下是较常见的，可通过内分泌检查进行分类指导给予必要的治疗。

（3）阴茎海绵体纤维化 又称阴茎结节。其硬结发生在海绵体白膜及阴茎海绵体内，不侵犯皮肤和尿道。其病变为结缔组织增生而呈硬结。有时可出现疼痛或阴茎侧弯，可能与外伤有关。一般无需治疗，必要时可切除硬结。

72 男性乳房增生症

有些男人会突然出现乳房膨胀起来，有人的乳房内有结节出现。这是男性乳房增生症，多见于青春期或50岁左右的

人，主要是内分泌失调引起的。男人体内本来也分泌些雌激素，平时雄激素能抑制乳房的发育，当一时性出现雌激素分泌相对增多或绝对增加时，这时乳腺在雌二醇作用下而增大。

（1）乳房增大的原因 青春期男孩乳房增大，是生理性特发性发育，是正常生理激素反应。中年人如出现乳房增大，往往与睾丸功能低下有关，还有人是肝功能代谢不好所致，这是由于雌激素在肝内分解量减少，造成体内雌激素相对增多而刺激乳房增大。其他疾病如肾上腺病、甲状腺病、肿瘤、肺气肿和支气管扩张等疾病，或服用异烟肼、苯内胺、氯丙嗪等药物时间较长，也能出现乳腺增大。上述情况通过治疗会好转的，如果可疑乳房内有肿物生成，则应做一次组织切片检查，以免延误治疗。如果肿大的乳房同时有肿块伴生，乳头有内陷，皮肤颜色加重或出现局部溃疡时，一旦乳头内还有血性渗出液，这些都是不可忽视的异常表现。

（2）婚育指导 男性乳房增生病不影响结婚，但有时因体内雌激素量过高可影响精子的生成，导致不育。在做精液检查后再给予必要的指导。

73 男性精液检查与结果分析

针对不孕症，男女双方都应该做检查，而男方首先应检查精液质量。

（1）精液化验需要注意的事项

1）准备查精液前最好能有 5 天以上不排精，因为精子的产生每天都在进行，只有几天不排出精液，其精子的数量才能达到高峰值，也就是说才能代表体内生产精子的最佳状态。超过 7 天以上不排精，精子的数量也不会再增加了，因为精子存活约150个小时。未排出体外的精子则在体内自然吸收。

2）收集精液最好不要丢掉，要全量。尤其是射精的前部分含精子数量多，后部分的精子数量少，不取全量会影响结果。

3）收集精液后，应在1小时内送检，时间过长离体后的精子受环境影响可能增加死亡率。

4）收集精液的方法，最好是手淫自取，体外排精方法亦可以，但不要使用避孕套等工具。

（2）观察精液 常规检查包括精液总量，一般在2～6毫升为正常，外观精液应是乳白色或捎带淡黄色，如有血呈红色，则为血精，是患精囊炎的表现。精液的酸碱度（pH）应在7.0～8.0之间，否则不利于精子成活。精液本身有粘度，但离体后30分钟内都会变得稀薄状，如果超过30分钟仍很粘稠，就是精液液化不良或不液化，它与前列腺病有关。随后，就是将混匀的精液放在显微镜下看，有没有精子存在，是活精子或是死精子，再看精液中的精子有凝集成堆的现象，就是凝集现象。

（3）观察精子 包括，精子的活动能力和数量

1）精子的活动能力 一般分四极即：无活力、活力差、活力良和活力很强。它们代表精子在精液中游动的快慢和是否能呈直线前进。一般正常精液内的精子应有60%以上的活力良好和活力强的，最强的精子应在25%以上，才能使受孕率高。

2）精子的数量 变异甚大，有生育能力者需在0.2～2亿/毫升之间。

(4) 精液检查结果分析 分析精液不能只看一个指标，应综合分析才能有正确的结论。

1）光看数量是不够的，尽管能达到1亿/毫升精子，如活力不好或死亡数量超过60%，也不能说生育能力就好，反过来如活力和成活率都很高，精子数量偏低些，其有效精子数并不低，照样有生育能力。

2）精液条件，也对生育能力有影响。

3）精子的畸形比率也不能过高，应在30%以下，畸形精子是障碍受精的原因。

4）其他要注意的问题，如精子凝集现象，说明有免疫抗体问题，精液中有血细胞，尤其是超过10个以上的白细胞/高倍视野，还说明有炎症的存在，有红细胞则是血精。

5）精液中大部分是前列腺液，其中前列腺磷脂小体也应较多，如果减少，有可能前列腺有病，此时精液量也有变化，液化程度也不好。

总的看来，分析精液能客观的判定男性的生育能力，也是需要治疗的重要依据。分析精液不能只看一个指标，应综合分析才能有正确的结论。

第六节 女性生殖系统疾病与婚育

74 女性生殖器官发育异常概述

女性生殖系统包括：女性生殖系统器官和女性生殖系统生理。女性生殖器官是完成孕育胎儿的场所、娩出胎儿的通道、性交的必备条件。女性生殖器官又分为外生殖器及内生殖器。生殖器官不论是先天或后天的疾患均会对婚、育有重大影响。

女性生殖器官在胚胎期发育形成过程中，如受到生殖细胞的遗传因素内在影响或某种外来不良因素的干扰，均可导致发育异常或分化停滞。染色体、性腺、内分泌3个环节其中之一发生问题，还会影响性别的分化，而形成性分化异常。女性生殖器官发育演化过程中出现的异常如下：

副中肾管上段发育不良——输卵管发育异常

副中肾管中段尾端不发育——先天性无子宫。

副中肾管会合后停止发育——始基子宫。

副中肾管会合后在胎儿后期至青春期停止发育——幼稚型子宫。

副中肾管中段，尾端未会合——双子宫、双宫颈。

仅一侧副中肾管发育良好——单角子宫，另一侧形成残角。

双副中肾管中段会合，中隔未退化、未全退化——子宫纵隔（完全、不全）。

双副中肾管尾端会合，中隔未退化、未全退化——宫颈纵隔、阴道纵隔（完全、不全）。

双副中肾管会合后，最末端与泌尿生殖窦相接处未贯通或未全贯通——阴道闭锁或狭窄。

双副中肾管会合后，未向尾端伸展——先天性无阴道。

泌尿生殖窦的阴道芽状突起未贯通——处女膜闭锁（无孔处女膜）。

75 外生殖器发育异常

外生殖器发育异常会直接影响性生活质量，婚检时外生殖器检查易被忽视，需仔细检查发现异常。

(1) 处女膜闭锁（无孔处女膜）

1）临床表现　年龄进入青春期后尚无月经来潮，周期性下腹坠痛并逐渐加重，肛门及阴道胀痛，若阴道子宫发育正常，则初潮后经血潴留在阴道，而后，一次次越积越多，子宫腔积血逆流入输卵管，甚至通过输卵管伞部进入腹腔，如果伞端粘连则造成输卵管血肿。经多次腹痛发作后，在下腹可触到包块。

2）检查　发现处女膜无孔，且呈紫色并向外膨隆，肛诊时触到有压向直肠的囊性感肿物有压痛。

3）诊断　较容易，在处女膜膨隆部穿刺，抽出暗红色不凝的血液，即可诊断。

4）治疗　绝大多数已在青春期做了矫治手术。

5）婚育指导　处女膜闭锁的女性，无法性交，应在婚前行矫治手术，在处女膜正中做“X”型切开术，剪去多余处女膜瓣，引流经血。伤口愈合后再结婚，并注意预防感染。若经血伴有内膜种植到宫腔以外，发生子宫内膜异位症，可影响生育。

(2) 微孔处女膜

1）临床表现　处女膜仅有一小孔，经血流出受阻，表现月经过少，常有痛经或反复的外阴炎与泌尿系感染，如不能尽早发现矫治，久后会出现类似处女膜闭锁的部分症状。

2）治疗　仔细找到经血流出部位的处女膜小孔，做“X”型切开，切口要够大，放出积存的经血，预防感染。

3）婚育指导　微孔处女膜的女性无法成功性交，婚前应做处女膜切开术，伤口完全愈合后可以结婚，一般不影响生育。

(3) 处女膜坚韧

1）病因　处女膜纤维组织增生而致处女膜坚韧且厚无弹性。

2）检查　处女膜孔为一狭窄的硬环，因此造成性交困难或失败。

3）治疗　先在局部表面麻醉下行处女膜孔压迫扩张，使其孔逐渐扩大，若无效则应行处女膜斜十字切开术。

4）婚育指导　婚检时做肛腹双合诊不易发现，常因新婚性交失败而回访，做矫治术后不影响性生活和生育。若婚后长时间得不到矫治，可能会造成性交心理障碍，而影响夫妻感情，家庭和睦。注意预防感染。

(4) 尿道裂

1）表现为自出生即可发现女婴的阴蒂分裂，尿道上裂。

2）婚育指导　若在婚检时才发现，则建议婚前做矫治手术，阴蒂是女性性敏感点，以免婚后性生活摩擦，易造成泌尿系感染。轻度的也可不矫治，平时保持会阴部卫生及性生活卫生。

76　阴道发育异常

(1) 先天性无阴道（阴道缺如）及阴道闭锁　先天性无阴道的发生率为 1/4000 ~ 1/5000，大多数阴道缺如伴无子宫。阴道闭锁有两种情况，一种是阴道下段闭锁而阴道上段、子宫颈、子宫体均正常；一种是阴道完全闭锁，此常合并有子宫颈发育不良而子宫体正常，或子宫畸形，子宫内膜可有正常功能。

1）临床表现　如子宫正常，青春期后无月经来潮并伴有周期性下腹痛，若无子宫或子宫发育不良，内膜功能不正常，则原发性闭经或上述症状出现较晚，经血容易逆流至盆腔，常会合并子宫内膜异位症。检查，若为阴道闭锁在阴道口处仅有一浅的凹陷，直肠腹部双合诊可触到盆腔包块，为子宫淤血所致。

2）诊断　依据典型症状，如原发闭经，周期性下腹痛，检查阴道口只有一小凹陷，还可借助B超检查确诊。

3）治疗　手术是惟一的有效办法，若是阴道闭锁，应尽早发现及时手术矫治是防治并发症的关键。无阴道则可以做阴道成形术。

4）婚育指导　确定诊断后，要向当事人及其配偶讲清楚，建议进行阴道矫治或成形手术，半年后再结婚。若子宫、卵巢正常，不影响性生活和生育；若无子宫则不能生育。

(2) 阴道纵隔　阴道正中有纵行的隔膜，将阴道分成两个管道，又分为完全纵隔和不完全纵隔。

1）临床表现　常无症状，不易发现，多数是在妊娠阴道分娩时才发现影响先露下降，也常见于早孕人工流产时发现阴道纵隔而手术操作困难。婚检妇科阴道检查即可确诊。同时应注意子宫是否发育异常。

2）治疗　完全纵隔一般不需治疗，不全纵隔在有症状且影响性生活时，可做不全纵隔切除手术。

3）婚育指导　完全阴道纵隔不影响性生活；不全阴道纵隔婚后有可能性生活困难，经手术后则不影响性生活和受孕。在人工流产或分娩时发现，可行纵隔切开术，请有经验医师操作，人工流产可采用药物流产术。

（3）阴道横隔　通常发生在阴道的中部，也可发生在阴道的任何部位，分为完全阴道横隔；不全阴道横隔，即横隔中间有孔，阴道分泌物及经血可流出阴道。

1）临床表现　完全阴道横隔与处女膜闭锁引起的症状相似，如原发闭经及周期性下腹痛渐加重；不全横隔，若位置较高一般无症状，也不易发现，若横隔位置较低者婚后性交困难。

2）诊断　妇科阴道检查可发现。

3）治疗　完全阴道横隔较少见，一般在青春期已作诊断及治疗。不全阴道横隔引起性交困难者，需作手术切除横隔，这样可避免再次狭窄及梗阻。

4）婚育指导　婚检时才发现阴道横隔，完全横隔需在婚前行矫治手术；不全横隔位置较高不影响夫妻性生活，但可引起部分患者不孕，不全横隔位置较低可造成性交困难，均应作矫治手术。发现较低阴道横隔时，应详细告知本人，解除顾虑，以免发生性交困难时产生紧张和困惑。

77　子宫发育异常

（1）子宫颈发育异常　先天性宫颈闭锁，极少见。

1）临床表现　青春期后无月经来潮，若子宫内膜功能正常，可因宫腔积血出现周期性腹痛，经血逆流到腹腔，可发生盆腔子宫内膜异位症。

2）诊断　根据症状，多数在青春期已做诊断。婚检时需作阴道检查才能发现，在检查阴道未发现异常的情况下，进一步向上探查宫颈，若找不到宫颈口可做出诊断。

3）治疗　手术方法穿通宫颈，使子宫与阴道相通。

4）婚育指导　诊断清楚后向婚检当事人解释，不影响性生活，需手术矫治，才有受孕的可能，并治疗并发症，有失去生育的风险。

（2）无子宫　常伴有阴道发育不全或无阴道

1）临床表现　原发闭经为主要特征，因往往输卵管、卵巢正常，则第二性征正常。

2）诊断　直肠腹部双合诊检查，触不到子宫，或仅为一结节或条索状物，B超检查可协助确诊。

3）治疗　如果阴道正常，无需治疗。

4）婚育指导　确诊后向当事人及配偶讲清楚，可以结婚不影响性生活，但婚后无生育能力。

（3）始基子宫　因副中肾管早期停止发育，故子宫也未发育正常。常合并无阴道。

1）临床表现　原发闭经。小子宫多数无宫腔，或有宫腔无内膜，或偶有内膜而宫颈闭锁，青春期后宫腔积血。卵巢正常，故第二性征正常。

2）诊断　直肠腹部双合诊检查，一般可触到1～3厘米长小子宫。

3）治疗　仅是始基子宫，不需治疗。

4）婚育指导　告知婚检当事人及配偶，不影响性生活，但无生育能力。

（4）幼稚子宫　青春期以前任何时期子宫停止发育，造成不同程度的子宫发育不全。正常情况下婴幼儿期宫体长与宫颈长之比为1∶2，青春期为2∶1，若青春期后宫体长与宫颈长的比例仍为婴幼儿时期比例即1∶2，则为幼稚子宫。

1）临床表现 月经量少，常伴有痛经或闭经。

2）诊断 直肠腹部双合诊检查发现子宫较小，常呈极度前屈或后屈，宫颈呈圆锥形，相对较长宫体与宫颈之比如婴幼儿，借助B超可以确诊。

3）治疗 小剂量雌激素加孕激素序贯用药（人工周期）4~6个周期。

4）婚育指道 不影响性生活，因子宫发育不良，妊娠后易流产或早产，也常为不孕原因。

(5) 双子宫 两侧副中肾管完全未融合，各自发育形成两个子宫两个宫颈，左右侧子宫各有单一的输卵管、卵巢，也常合并双阴道，极少数有单阴道。

1）临床表现 无任何临床症状。

2）诊断 婚检时作直肠腹部检查不易发现，一般是在作人工流产术、（放宫内节育器）或宫腔镜手术、或剖宫产，自然分娩时偶然被发现，有经验B超医师可协助诊断。

3）治疗 无需作特殊治疗。

4）婚育指导 不影响性生活，不影响受孕。若非意愿妊娠作人工流产时可能误吸未孕子宫造成漏吸，妊娠子宫继续增大，所以最好采用宫腔镜人流术；妊娠期易胎位异常，分娩时未孕子宫可能阻碍胎先露下降造成难产。

(6) 双角子宫（鞍状子宫）

因宫底部融合不全宫底部稍下陷呈鞍状，左右各一角故称双角子宫。

1）临床表现　常无临床症状。

2）诊断　婚前检查不易发现，仔细作直肠腹部双合诊可发现子宫底宽呈马鞍形。

3）治疗　一般无需治疗。若双角子宫发生反复流产者，可行子宫整形术。

4）婚育指导　不影响结婚和受孕。妊娠期易流产及胎位异常，人工流产吸宫时易漏吸及吸宫不全。

(7) 单角子宫　一侧副中肾管发育完全正常而成为单角子宫。另一侧副中肾管完全未发育或未形成管道。未发育侧的卵巢、输卵管、肾亦常常缺如。

1）临床表现　无临床症状。

2）诊断　婚前检查不易诊断。作直肠腹部双合诊，可发现子宫偏向一侧。

3）治疗　无需特殊治疗。

4）婚育指导　不影响性生活和生育。妊娠后胎儿常偏向一侧，易发生流产、早产及胎位异常。

(8) 残角子宫　一侧副中肾管发育，另一侧发育不全形成残角子宫，常伴有同侧泌尿道发育畸形。残角子宫无子宫口且与对侧正常子宫腔不相通。

1）临床表现　残角子宫内膜无功能时，一般无临床症状，若内膜有功能，因与正常宫腔不通，经血不能排出则出现痛经，并渐进性加重。

2）诊断　婚前检查不易发现，甚至易将残角子宫误诊为卵巢肿瘤，可疑子宫异常时，需借助 B 超和有无泌尿器官畸形综合分析做出诊断。

3）治疗　一般无症状时，不需治疗。若痛经严重需切除残角子宫。

4）婚育指导　不影响结婚和生育。若婚后妊娠发生在残角子宫内，人工流产时无法刮到，妊娠至16～20周，易发生残角子宫破裂，内出血危及生命，需及时手术切除破裂的残角子宫。

(9) **纵隔子宫**　两侧副中肾管融合不全，在宫腔内形成中隔。从宫底至宫颈内口将宫腔完全隔为两部分为完全纵隔；仅部分隔开为不全纵隔。

1）临床表现　常无临床症状。

2）诊断　子宫外形正常，一般检查不易诊断，可经子宫输卵管碘油造影或宫腔镜检查确诊。

3）治疗　无需治疗。

4）婚育指导　不影响结婚、性生活和受孕。纵隔子宫妊娠易发生流产、早产和胎位异常，若非意愿妊娠而行人工流产术时，易发生漏吸及流产不全。也有引起不孕者，对反复流产和不孕的纵隔子宫患者，可经手术切除纵隔。

78　输卵管发育异常

输卵管发育异常临床较为罕见。均为副中肾管发育障碍或发育异常所致。异常分为输卵管缺失（单侧缺失、双侧缺失）、输卵管发育不良（输卵管细长、弯曲）、输卵管发育不全。常与子宫发育异常同时存在，如不育、闭经，也可能导致输卵管妊娠，若子宫发育正常则无临床症状。一般经开腹手术或腹腔镜检查时发现并确诊。输卵管缺失无法治疗，输卵管狭长弯曲、闭塞，可根据其程度决定能否做输卵管整形吻合术。

婚育指导：不影响性生活，可造成不育或输卵管妊娠，若单侧输卵管缺失不影响生育。

79 真两性畸形

指同时具有男、女两性性器官特征。真两性畸形患者体内具有卵巢与睾丸两种性腺，性腺可以是单独的卵巢或睾丸，亦可以是卵巢与睾丸在同一侧性腺内，称为卵睾，以卵睾多见；性腺分布可多种多样，如一侧为卵巢，另一侧为睾丸；或双侧均为卵睾；或一侧为卵巢或睾丸另一侧为卵睾。

两性畸形是先天性生殖器官发育畸形的一种特殊类型，可直接影响婚姻、家庭、婚后性生活、生育等，婚前检查时应做出明确诊断及处理。

（1）**病因** 体内同时具有两种性腺组织，染色体核型多数为46，XX，其次为46，XX/46，XY嵌合型，46，XY较少见。

（2）**临床表现** 生殖器的发育与同侧性腺有关，若性腺为卵睾，一般均有子宫，也有月经；检查外生殖器多为混合形，有时难以分辨男女，绝大多数有阴蒂或小阴茎，此多数患者作为男性生活；阴茎与阴囊发育不明显，阴蒂肥大，有不同程度的阴唇，常作为女性生活，乳房为女性型。

（3）**诊断** 真两性畸形，需通过腹腔镜或剖腹探查作性腺活体组织检查，明确诊断。

（4）**治疗** 手术治疗：保留与社会性别相同的性腺，社会性别为女性，应切除全部睾丸组织，保留正常卵巢组织，并作生殖器矫形手术。

（5）**婚育指导** 婚前检查发现外生殖器为男女混合形，

应明确诊断，确定性别后再结婚，若保留女性，有阴道有子宫者，一般不影响性生活及生育；无阴道无子宫者可作阴道成形术，解决性生活但不能生育。

80 假两性畸形

假两性畸形患者体内仅有男性或女性一种性腺，而第二性征及外生殖器的发育与性腺不完全符合。

（1）女性假两性畸形 多因胎儿肾上腺合成皮质醇的一些酶缺乏所致，故亦称先天性肾上腺皮质增生。生殖腺为卵巢，染色体核型为46，XX，内生殖器子宫、宫颈、阴道均存在。也有因妊娠早期服用具有雄激素作用的药物，如人工合成孕激素、单那唑、或甲睾酮等，都可能导致女婴外生殖器男性化。

1）临床表现 出生时即有阴蒂肥大，身材矮小，无月经来潮，乳房也不发育。妇科检查：外生殖器有部分男性化，如阴毛呈男性化分布，阴蒂肥大甚至中度粗大直至阴唇后部融合出现小阴茎等，阴唇融合遮盖阴道口和尿道口，重者两侧大阴唇肥厚，形成皱褶，融合，状似阴囊，但其中无睾丸；子宫、输卵管、阴道均存在，但阴道下段狭窄，难以发现阴道口，常见内生殖器发育幼稚。

2）诊断 根据以上临床表现，再结合内分泌素测定，初步诊断；腹腔镜探查性腺作活体组织检查为卵巢组织，染色体检查核型为46，XX。

3）治疗 手术矫治，切除肥大的阴蒂，仅保留阴蒂头；外阴部有融合畸形者，应予以手术矫治；婚前作阴道成形术。终身给予可的松类药物治疗。

4）婚育指导　可以结婚，有生育能力，但此病为常染色体隐性遗传病，子代有50%为基因携带者。若属妊娠早期受具有雄激素作用的药物影响而导致外阴男性化的女性，外阴矫治后，可以结婚，不影响生育。

（2）男性假两性畸形　即男性女性化，生殖腺为睾丸，无子宫，染色体核型为46 XY。本病属X连锁隐性遗传病，常在同一家族中出现。主要因男性胚胎或胎儿在母体内接触的雄激素过少所致。

1）临床表现　完全型雄激素不敏感综合征：一般外观呈女性形，乳房发育丰满，但乳头小，无阴毛、腋毛；阴道呈盲端，较短浅，无子宫。外阴为女性，但发育差，在两侧腹股沟或偶在大阴唇内可触及睾丸。不完全型雄激素不敏感综合征，较少见。外阴可呈两性畸形，阴蒂肥大或为小阴茎，阴唇后部融合，有阴道但很短。可有阴毛、腋毛。

2）诊断　根据以上临床表现结合内分泌测定，即可做出初步诊断，测定血睾酮在正常男性值范围，雌激素高于正常男性低于正常女性值。染色体核型为46，XY，性腺活体组织检查为睾丸组织。

3）治疗　以女性为社会性别为宜，成年后切除双侧睾丸防恶变，阴道过短可在婚前作阴道成形术。长期给予雌激素维持女性第二性征。

4）婚育指导　矫治手术后可以结婚，无生育可能。

81　外阴感染

即女性生殖器官受到细菌、病毒、支（衣）原体等微生物侵袭发炎，形成急（慢）性生殖器炎症，是女性最常见疾病。若婚前已有炎症存在，结婚后可使炎症加重，并可通过性接触传染给丈夫，长期未治愈还可引起不孕症，所以婚前检查必须重视女性生殖器炎症的诊断及治疗。

（1）外阴炎 是指外因部的皮肤与粘膜的炎症。因不注意外阴部清洁卫生，致病微生物潜伏在外阴多处皱褶内，遇适宜繁殖环境即可引起外阴炎症；糖尿病、外阴白色病变、湿疹等均易引起外阴炎。

1）临床表现 急性炎症，患者自觉外阴部灼热，瘙痒，甚至疼痛，排尿或性交时尤其明显。检查可见外阴红肿、充血、甚至溃疡。病程长可形成慢性炎症，皮肤增厚呈皮炎样或苔藓样变，易发生皲裂。

2）诊断 根据典型临床表现即可确诊。找出病因有利治疗，可作白带常规化验，分泌物培养，有条件可做局部组织病理检查。

3）治疗 针对病因给予治疗。保持外阴部清洁，每日清洗外阴并更换内裤，内裤质地宜柔软透气好，洗后要在阳光下晾晒，治疗期间可选择中性洗液轻轻洗外阴，暂停性生活。

4）婚育指导 婚检发现急性外阴炎，应先治疗，治愈后再结婚。因为外阴部是性敏感部位，急性炎症可降低性快感，甚至引起性交疼痛或性交恐惧，影响婚后夫妻性生活的和谐；同时性生活还会使外阴炎加重，易引发泌尿系感染。治愈后不影响生育。

（2）前庭大腺炎及前庭大腺囊肿 多为细菌感染，病原菌如葡萄球菌、链球菌、大肠杆菌等，有时也可由淋球菌引起。

1）临床表现　前庭大腺炎急性期，前庭大腺部位及周围可出现红、肿、热、痛，也可伴有全身发热。若急性炎症消退，脓液慢慢吸收，腺口因炎症粘连堵塞，前庭大腺液不能正常排出，因此形成前庭大腺囊肿，囊肿可引起反复炎症发作。

2）检查　大阴唇内下方前庭大腺处可触及囊性肿物，似椭圆形，大小不等，多为单侧，囊肿一般无压痛。急性炎症期肿物局部红肿，有张力，压痛明显，脓液多时有波动感，挤压后有浓液自腺口流出。

3）诊断　根据上述临床表现及检查即可确诊。为搞清病原菌可做脓液培养，同时做药敏感试验。

4）治疗　前庭大腺炎急性期，应积极采取针对病原菌敏感有效的抗生素治疗，外阴保持清洁，减少摩擦，可用妇科清热、杀菌中西药洗液稀释后外洗，或用1/5000高锰酸钾液坐浴；如果脓肿已有波动，可切开引流，如脓肿自行破溃则应扩创引流。前庭大腺囊肿可做造口术。

5）婚育指导：前庭大腺炎急性期并伴有全身发热，影响性生活，应积极治愈后再结婚。若囊肿较大也可影响性生活，应及时治疗。不影响生育。

82　外阴白色病变

又称慢性外阴营养不良，是指外阴部皮肤、粘膜营养障碍所致的组织变性及色素改变的疾病。病因不明。

（1）临床表现　外阴皮肤粘膜色素减低，严重时变白，局部组织萎缩、变薄失去弹性或粗糙、皲裂、溃疡，有时有硬结；经常感觉外阴奇痒难忍，难以控制的去搔抓，抓破后伴有局部疼痛或继发感染。根据皮肤的变薄或增厚，分为硬化苔藓性营养不良和增生性营养不良。

(2) 诊断 根据以上自觉症状和检查所见可初步诊断，要确诊需作局部活体组织检查。还应与其他病因引起的慢性炎症或病损相鉴别，如糖尿病、真菌、皮炎等引起的慢性炎症；若仅有皮肤变白，而与正常皮肤无任何异常，也无瘙痒，可能为白癜风。

(3) 治疗 保持外阴清洁干燥，避免搔抓，不吃辛辣和易过敏食物，穿透气好的内裤，日常不用外阴护垫，避免湿热。丙酸睾酮局部涂擦可治疗硬化性苔藓外阴病。

(4) 婚育指导 一般较轻者不影响结婚和生育，严重者外阴有萎缩，阴道口狭窄时可有性交困难，婚检时查出后应重视并尽快做局部活体组织检查确诊，积极治疗。

83 念珠菌性阴道炎

主要是白色念珠菌感染所致。糖尿病患者及孕妇或长期服用抗生素者易感染。

(1) 临床表现 阴道分泌物增多，外阴瘙痒，灼热疼痛，性交痛，还可并发泌尿系感染，引起尿频、尿痛、尿急等症状。检查可见阴道口或小阴唇内侧有白色膜状物附着，擦除后粘膜红肿，阴道内白带呈典型的白色豆渣样，严重时阴道壁、宫颈粘膜红肿，甚至有浅溃疡、糜烂。轻者无明显症状，只在常规检查阴道分泌物时发现。

(2) 诊断 典型病例容易诊断。在玻璃片上滴1滴10%氢氧化钾，取阴道分泌物，轻轻涂在上面，显微镜下可看到卵圆形芽生细胞和假菌丝即可诊断。不典型病例可作阴道涂片经染色后镜检，看到芽生细胞和假菌丝即可确诊。

（3）**治疗** 无症状者一般不需治疗，保持外阴清洁干燥即可。药物治疗选用制霉菌素片、克霉唑栓、咪康唑栓、氟康唑栓等，每晚置阴道内一枚。治愈后最好下次月经干净后再治疗一疗程，避免复发。若经常患此病，应查血糖，询问有无长期服用抗生素或大量服用甾体激素的病史。在药物治疗同时要注意选用透气好的纯棉内裤，每天换洗，禁用卫生护垫。

（4）**婚育指导** 婚检时发现此病无症状者无需治疗；有痒、白带过多症状者应积极治疗，不影响结婚。男性伴有包皮龟头炎者可局部用药。不影响生育。若在妊娠期间感染，只局部治疗用药，禁用阴道冲洗。

84 滴虫性阴道炎

由阴道毛滴虫引起的感染，属接触传染，如通过性交直接传染，通过马桶坐便器、浴盆浴具、卧具、毛巾等间接传染。

（1）**临床表现** 女性感染约有50%有症状，男性感染则多数无症状。典型表现为稀薄的泡沫状、灰白或灰黄色阴道分泌物增多及外阴瘙痒。瘙痒主要是分泌物流出刺激阴道口及外阴部位，严重者有灼热疼痛、性交痛；还可能合并尿道感染，引起尿频、尿痛。检查可见阴道口及阴道壁粘膜充血，后穹隆有多量液性泡沫状分泌物。合并其他细菌感染时，分泌物呈脓性，臭味。

（2）**诊断** 在分泌物中找到滴虫即可诊断。分泌物悬滴法：取生理盐水1滴在玻片上，用棉签蘸分泌物滴在盐水上，轻轻摇，立即放显微镜下观察可找到滴虫。注意：不能放置长时间才观察，特别是冬季。

(3) 治疗 口服甲硝唑2克，单次顿服。或甲硝唑400毫克/次，3次/日，口服，7日一疗程；灭滴灵（甲硝唑）泡腾片1片置阴道内，1片/日，7~10日一疗程。用洁尔阴或肤阴洁等洗液稀释后洗外阴，用酸性液冲洗外阴阴道，下次月经后复查，连续三个周期，均为阴性方为治愈。

(4) 婚育指导 婚前患滴虫性阴道炎，建议患者先治疗，待治愈后再结婚。治疗期间应避免性生活。要保持外阴清洁，每日换内裤，沸水烫或放“滴露”消毒液消毒，洗后阳光下晾晒。避免交叉感染。婚后感染者应暂停性生活，必要时夫妇双方一同治疗。不影响生育。妊娠后感染只作局部治疗，禁用阴道冲洗。

85 细菌性阴道病

这是生育年龄最常见的阴道炎症，最初被称为“非特异性阴道炎”，1984年被专题国际会议命名为细菌性阴道病。由阴道内正常菌群失调所致的一种混合感染，正常阴道中可培养分离出5~15种主要细菌。细菌性阴道病的特点是阴道内乳酸杆菌减少而其他厌氧细菌大量繁殖，致使阴道酸碱度改变。促使阴道菌群发生变化的原因仍不清楚。但常见发生在体内性激素水平改变时，如月经期前后、妊娠期、或免疫抑制剂、广谱抗生素应用者等。

(1) 临床表现 阴道分泌物增多，有鱼腥臭味，性交后加重，轻度外阴瘙痒或灼热感。（分泌物有鱼腥臭味是由于厌氧菌繁殖的同时产生胺类物质所致）检查：阴道粘膜无充血的炎症表现，分泌物呈灰白色，均匀一致，稀薄，常粘附于阴道壁，但易从阴道壁拭去。

(2) 诊断 下列4项临床特征中有3项即可诊断为细菌性阴道病。

1）氨试验阳性 取阴道分泌物少量在玻片上，加10%氢氧化钾1~2滴，释放出难闻的“鱼腥味”或氨味为氨试验阳性。

2）线索细胞阳性 取少许分泌物在玻片上，加1滴生理盐水混合，高倍显微镜下寻找线索细胞（即阴道脱落的表层细胞，在其细胞边缘贴附大量各种厌氧菌；长杆状乳酸杆菌很少，短杆状和球杆状菌占优势）。

3）阴道pH值大于4.5（正常阴道内的pH值为3.8~4.2），细菌性阴道病pH值通常为4.7~5.7。

4）阴道内均质、稀薄、灰白色分泌物增多，有腥臭味。

(3) 治疗 治疗原则为选用抗厌氧菌药物，如甲硝唑、克林霉素等。甲硝唑抑制厌氧菌生长，不影响乳杆菌生长，是较理想的治疗药物，但对支原体效果差。

用药方法：甲硝唑500mg口服，每日2次共7天；或甲硝唑2g单次顿服，共1次。克林霉素300mg口服，每日2次，共7天。

阴道局部用药：甲硝唑栓200mg置阴道内，每晚1次，共7天；2%克林霉素膏（5g）阴道涂布，每晚1次，共7天。

(4) 婚育指导 治疗后结婚，一般不影响生育，近年来发病率上升，若已有性生活，不需常规对性伴同时治疗。妊娠期患病，无症状者不需治疗。有不良妊娠史，如羊膜绒毛膜炎、胎膜早破、早产史者，孕期应做BV筛查，阳性者应治疗。

86 宫颈炎症

这是成年女性常见疾病之一，包括宫颈阴道部炎症及宫颈管粘膜炎症。有急性与慢性炎症两种，临床以慢性为多见，但在婚前（不作阴道检查）不易发现。

（1）急性子宫颈炎 未婚妇女无性交史不易感染。以往急性宫颈炎较少见，近年来随着性传播疾病的增加，宫腔操作手术增多，急性宫颈炎也已成为常见疾病，主要病原体为淋球菌、沙眼衣原体、葡萄球菌、链球菌、大肠杆菌等。

1）临床表现 部分患者无症状；有症状者主要表现为阴道分泌物增多，呈粘液脓性，若分泌物流出阴道口刺激外阴可引起瘙痒及灼热感；检查子宫颈充血、水肿、上皮脱落，严重者还出现表面溃疡、坏死，从颈管口流出脓性分泌物。合并有急性阴道炎及盆腔炎，则有其相应的临床症状。

2）诊断 典型症状及体征可以诊断；但要明确病原体需作进一步检查，如分泌物涂片作革兰染色，显微镜下可见中性粒细胞明显增加，粒细胞内查找有无革兰阴性双球菌；淋菌培养、衣原体培养等发现病原体，可诊断。

3）治疗 针对病原体，选择敏感有效的抗生素规范治疗，防止转为慢性。

4）婚育指导 严重的急性宫颈炎应暂缓结婚，禁止性生活。若合并急性盆腔炎未及时诊治，转为慢性可影响生育。

（2）慢性子宫颈炎 多由急性宫颈炎未治疗或治疗不彻底转变而来。部分患者无急性宫颈炎病史，直接表现为慢性宫颈炎。病原体主要是侵入宫颈内膜即柱状上皮所覆盖的部分，宫颈内膜皱襞多，病原体潜藏在此处，不易彻底清除，也是形成慢性宫颈炎原因之一。按病理分为宫颈糜烂、宫颈息肉、宫颈管内膜炎、宫颈肥大、宫颈腺囊肿。

1）临床表现　主要症状是阴道分泌物增多。由于感染的病原菌种类、炎症的程度及范围不同，分泌物的量、性状、颜色也不同，可呈乳白色粘液状，淡黄色脓性，若有息肉可有血性白带或性交出血，若炎症沿子宫骶韧带扩散到盆腔，可出现腰骶部疼痛，下腹部坠痛，在性交及经期加重。检查可见宫颈有不同程度的糜烂、肥大，有时有息肉或宫颈腺囊肿，触及时有出血。宫颈糜烂按所占宫颈面积分为轻、中、重度。

2）诊断　作阴道腹部双合诊检查可见典型临床表现，容易做出诊断。但婚前检查常规作直肠腹部双合诊时则无法做出明确诊断。

3）治疗

- 宫颈糜烂治疗：①无症状者，细胞学检查未发现异常或无高危 HPV 感染的，不必治疗，定期随访；②药物治疗：局部药物治疗适用糜烂面积小炎症较浅的病例，特别是未生育者；③物理治疗：是最常用的有效治疗方法，如电熨、冷冻、激光、微波等，注意在物理治疗前应常规作宫颈刮片细胞学检查。
- 宫颈息肉：行息肉摘除术，送病理检查。
- 宫颈管内膜炎：选择敏感抗生素全身治疗。
- 宫颈腺囊肿：散在较小无症状一般不需治疗。

4）婚育指导　不影响结婚和性生活，但是慢性宫颈炎，有粘稠脓性分泌物时不利于精子穿透，可能影响受孕，应有针对性的治疗。一般在未生育前不采用物理方法治疗。注意个人卫生，积极治疗急性宫颈炎，及时彻底治疗阴道炎及性传播性疾病。提倡科学避孕，避免反复终止妊娠手术导致颈管损伤及感染。

87 盆腔炎症

是指发生在女性内生殖器及其周围组织的炎症，包括子宫内膜炎、输卵管炎、输卵管、卵巢脓肿或邻近器官炎症扩散后产生的盆腔腹膜炎。炎症可局限于一个部位，也可同时累及几个部位，比较多见的是局限于输卵管及卵巢称为附件炎，现已是妇科常见病，无性生活的未婚青年极少发生盆腔炎。

(1) 病因 流产（自然、人工流产）后、产后、妇科手术后，致病菌由创面进入引起感染；或因下生殖道的性传播疾病及细菌性阴道病上行感染而造成；不注意经期卫生、性卫生也可引起感染。致病菌有葡萄球菌、链球菌、大肠杆菌、淋球菌、衣（支）原体、厌氧菌等等。

(2) 临床表现 因炎症的范围大小、轻重、急慢而不同，轻者可无症状或症状轻微。一般症状有下腹痛、腰痛、阴道分泌物增多。

1）急性盆腔炎 腹痛为持续性、活动或性交后加重，病情严重可有高热、寒战、头痛、食欲不振，甚至恶心、呕吐。若脓肿形成可有下腹包块及压痛反跳痛等局部压迫刺激症状。妇科检查（婚检时需征得当事人同意做阴道检查）可见阴道粘膜充血，并有大量脓性臭味分泌物，宫颈明显充血、水肿、若有脓性分泌物从宫颈口流出，显示宫颈管及宫腔有急性炎症。穹隆有触痛，宫颈举痛明显，子宫体稍大，压痛，活动受限。子宫两侧压痛明显，有时可触到包块或增粗、增厚。

2）慢性盆腔炎　白带多，下腹隐痛，下坠感，经期加重；有时月经经期延长。妇科检查：子宫压痛并活动受限、附件呈索条状伴有压痛，严重的慢性盆腔炎可导致冰冻骨盆。

（3）诊断　根据病史、症状、体征可做出诊断。作血常规白细胞明显增高，C反应蛋白增高。阴道分泌物涂片可见大量白细胞。还可作血及宫颈分泌物培养，B超检查可发现盆腔炎性包块。

（4）治疗　急性期应住院治疗，除一般支持疗法外，主要根据药敏试验规范足量抗生素治疗，若脓肿包块较大抗生素治疗后中毒症状仍严重，可采取手术治疗，原则以切除病灶为主。还可配合中药治疗。绝大多数能彻底治愈，但有25%急性盆腔炎可再次急性发作。慢性盆腔炎治疗，主要采用中药及物理疗法。

（5）婚育指导　婚检时发现急性盆腔炎应暂缓结婚。在婚检的男女中多数已有婚前性行为，并有相当比例的未婚青年做过人工流产，所以患盆腔炎者增加，婚检时应倍加细心。对将结婚的青年进行婚前指导，注意性卫生，经期卫生，科学避孕等，尽可能不做人工流产。患了急性盆腔炎，应积极彻底治愈，否则因炎症遗留引起输卵管、卵巢及腹膜间粘连，瘢痕以及输卵管堵塞等，可造成不孕，异位妊娠和慢性盆腔疼痛。

88 生殖器结核

由结核杆菌引起的女性生殖器炎症，称为生殖器结核，又称为结核性盆腔炎。往往潜伏期很长，一般首先侵入输卵管再扩展到子宫内膜、卵巢等部位。病程缓慢，多无自觉症状，所以常在不孕症系统检查时才被发现。根据感染的部位分为输卵管结核、子宫内膜结核、宫颈结核、卵巢结核、盆腔腹膜结核。

（1）临床表现 依病程长短、轻重而不同。若早期活动期全身症状如发热、盗汗、乏力、食欲不振外，患者可有月经量过多，晚期因子宫内膜遭受不同程度破坏而表现为月经稀少或闭经。下腹坠痛，经期加重。因输卵管粘膜被破坏、粘连，管腔堵塞，常造成不孕。若有盆腔腹膜结核，肛门腹部双合诊检查可扪到包块，子宫活动受限等。

（2）诊断 多数患者无明显症状，阳性体征少，故易被漏诊。婚检时应详细询问病史。婚后因不孕作系统检查时可能发现，如诊断性刮宫子宫内膜病理检查，腹腔镜检查，宫腔镜检查，子宫输卵管碘油造影，盆腔 X 线拍片等做出诊断。

（3）治疗 抗结核药物治疗为主。若盆腔结核性包块较大或较大包裹性积液，药物治疗不能治愈，也可采取手术治疗。

（4）婚育指导 婚检时发现生殖器结核，最好待病情稳定全身状况良好时再结婚。输卵管结核、子宫内膜结核、严重的盆腔结核，均可能造成婚后不孕。

89 子宫颈肿瘤

女性各生殖器官都可能长肿瘤，按部位分，以子宫及卵巢肿瘤为多见，外阴、阴道、输卵管肿瘤较少。按性质分，分为良性肿瘤和恶性肿瘤。在良性肿瘤中，子宫肌瘤发病率最高。在恶性肿瘤中，以子宫颈癌为最常见，其次是卵巢恶性肿瘤，子宫内膜癌等。

在子宫颈良性肿瘤中较常见的是宫颈息肉和平滑肌瘤；子宫颈恶性肿瘤为子宫颈癌。

（1）**子宫颈平滑肌瘤** 确切病因尚不明，可能与雌激素长期刺激有关。较小宫颈肌瘤多无临床症状，较大宫颈肌瘤压迫邻近器官出现症状，如膀胱、直肠压迫症状。

较小肌瘤婚前检查不易发现，较大宫颈肌瘤经阴道检查，可见宫颈不规则肥大或触到突出较硬肿物。还可借助 B 超协助确诊。较小肌瘤不作处理，较大肌瘤可手术切除。

婚育指导：一般不影响性生活和生育。较大肌瘤可影响性交、受孕。

（2）**子宫颈癌** 是最常见的妇科恶性肿瘤，占女性生殖器恶性肿瘤之首位，发病年龄 35～50 岁为多见，未婚女青年较少发病。但近来，宫颈癌的发病率在向低龄化发展，因此，在婚前检查时常有病例发现。

1）病因 目前国际公认，宫颈癌的发病与 HPV 病毒感染有关。与过早性生活、多个性伴侣、早育、多育、经济状况低下等因素相关。

2）临床表现 早期宫颈癌多无症状，也无明显体征，与慢性宫颈炎无明显区别；有的患者出现症状，主要表现为接触性出血，如性交后出血，晚期病灶较大可有多量出血；阴道大量脓性或米汤样恶臭排液，癌变浸润到邻近组织器官，会出现疼痛、压迫等症状。

3）诊断　因婚检常规作直肠腹部双合诊检查，故宫颈癌不易查出，但发现有宫旁组织增厚或子宫活动欠佳者，应进一步查明原因。若有可疑病史及体征应征得当事人同意做阴道检查。对于有性行为的婚检者应建议行阴道检查，以便早期发现异常，早期治疗。婚后性交有接触性出血应警惕本病。

诊断方法：①宫颈刮片细胞学检查（TCT 或巴氏分级）及 HPV 检查；②阴道镜检查并选择病变部位进行活组织检查；③宫颈和宫颈管活组织检查。

4）治疗　手术、化疗、放疗等综合治疗方法。根据宫颈癌的临床分期，患者年龄及全身状况，对生育要求等决定采取治疗措施。可行宫颈锥切术、全子宫切除术、广泛性子宫切除术及盆腔淋巴结清扫术、放射治疗、化疗等。

5）婚育指导　若确诊宫颈癌，应暂缓结婚，积极治疗。视病情及后果告知当事人是否影响性生活和生育。告知将要结婚女性，每年常规作宫颈细胞学检查，及时发现癌前病变给予恰当治疗，是减少宫颈癌发病的有效方法。

90　子宫肿瘤

分良性及恶性两类，良性以子宫肌瘤为多见，恶性有子宫内膜癌、子宫肉瘤等。

（1）**子宫肌瘤**　是女性生殖器官最常见的良性肿瘤，多发生于 30 ~ 50 岁妇女，按子宫肌壁部位分为肌壁间肌瘤、浆膜下肌瘤、粘膜下肌瘤。子宫肌瘤的确切病因不明。

1）临床表现　多数无明显临床症状，症状与肌瘤生长的子宫肌壁部位、大小、数目有关。常见症状有月经过多，经期延长，经期坠胀感，痛经。可在下腹扪到包块。检查子宫增大不均，质硬。

2）诊断　婚前检查子宫增大，不规则，质硬；结合病史月经量多，经期延长，较易诊断。B超协助确诊。

3）治疗　无临床症状的小肌瘤可不处理，但需3~6个月复查1次。药物治疗月经过多。若肌瘤变性、增长过速、增大超过如孕3个月、或贫血严重，药物治疗无效，都应考虑手术治疗。

4）婚育指导　子宫肌瘤一般不影响性生活；但因肌瘤生长部位、大小不同对生育影响各异，有可能引起不孕、流产、早产。可根据确诊的肌瘤具体情况作好咨询指导。对有症状，造成不孕、流产的小肌瘤可行腔镜手术剔除。

（2）子宫内膜癌　是指子宫内膜层发生癌，多数为腺癌，又称宫体腺癌。多发生在50岁以上女性，未婚女青年中极少见。确切病因不清楚。可能与以下因素有关：长期持续雌激素刺激，体质因素如肥胖、高血压、糖尿病、不孕不育或绝经延迟，遗传因素等。极早期无明显症状，出现症状常见为不规则阴道流血，量一般不多；少数患者在早期有阴道浆液性或浆液血性排液，晚期因感染有恶臭脓血性排液；此时常伴有腹痛；检查子宫均匀增大而软。若有典型症状和体征，可疑子宫内膜癌时应征得当事人同意，取宫颈管分泌物作细胞学检查（阳性率不高），最后确诊需作子宫分段刮宫术，刮出物送病理检查。

婚育指导：婚前检查不易发现。若在婚检时怀疑患有子宫内膜癌，应劝导当事人暂缓结婚，进一步检查确诊。确诊后应积极治疗，对婚育影响较大。

91 卵巢肿瘤

卵巢肿瘤是女性生殖器肿瘤之一，卵巢组织结构复杂，是全身各脏器肿瘤类型最多的部位。有或无性激素分泌功能。有良性、恶性之分；有单侧或双侧；有实性、囊实性、囊性；以原发卵巢肿瘤为主，亦有部分从其他器官转移而来。可发生在任何年龄，以20～50岁多见。卵巢体积小，位于盆腔深部不易扪及，B超检查容易发现卵巢肿瘤，体积较小可密切观察。一般早期无症状，一旦患者感觉异常就医时，往往恶性肿瘤已不是早期，预后差，须提高警惕。

婚育指导：在婚前检查时发现卵巢肿瘤，应首先确定良性还是恶性，良性肿瘤若不很大，不影响结婚，故在婚前婚后手术均可。单侧良性卵巢肿瘤切除后不影响生育。卵巢恶性肿瘤预后差，对婚育影响大，在婚检时可疑卵巢恶性肿瘤，应向当事人或家属交待病情，尽快确诊治疗，根据手术范围及预后再论婚育。

92 子宫内膜异位症

子宫内膜组织生长在子宫腔以外时称为子宫内膜异位症。由于子宫内膜受卵巢激素的影响有周期性变化，所以子宫内膜异位的部位会有周期性出血，肿胀。异位可以发生在盆腔的许多部位，最常见的内源性异位：内膜组织侵入子宫肌层称子宫腺肌症。外源性异位：内膜侵入卵巢，因周期性出血，使卵巢增大形成巧克力囊肿。该病多为良性病变，但具有远处转移和种植生长能力。是常见的妇科疾病之一，仅见于生育年龄女性。

(1) **病因**　尚未完全清楚，关于内膜的来源主要有以下学说。①种植学说：子宫内膜组织随经血逆流经输卵管进入腹腔，种植于卵巢和盆腔腹膜，并在该处继续生长蔓延；②医源性散播：多见于手术时将子宫内膜带至切口处，在此处种植形成子宫内膜异位症；③遗传因素：子宫内膜异位症有一定的基因基础，在其一级亲属的发病风险是无家族史者的7倍；④免疫因素：内异症的发生和发展可能是患者免疫力低下，清除盆腔活性子宫内膜细胞能力减低的结果。

(2) **临床表现**　最常见症状为继发性下腹痛和痛经，并渐进性加重；部分患者有经量增多、经期延长、或经前点滴出血，可伴有性交痛及不孕。检查：子宫腺肌病时子宫呈均匀性增大或有局限性结节隆起，质较硬而压痛；子宫内膜异位症的子宫多后倾固定，在子宫直肠陷窝、骶骨韧带、或子宫后壁下段可扪及触痛性结节，子宫一侧或双侧附件处扪及与子宫相连的囊性不活动包块，有轻压痛。

(3) **诊断**　依据以上典型症状及体征可作初步诊断，再借助B超、腹腔镜及活体组织检查最后确诊。

(4) **治疗**　应根据患者年龄、症状、病变部位、范围以及对生育要求综合考虑，药物治疗或手术治疗。药物治疗如：口服避孕药、孕激素、丹那唑、促性腺激素释放激素受体激动剂（GnRH－α）、中药等；手术治疗：有保留生育功能手术、保留卵巢功能手术、根治性手术。

(5) **婚育指导**　一般对性生活无影响，部分患者有性交不适或性交痛，约40%子宫内膜异位症患者不孕。应及早积极治疗。

93 多囊卵巢综合征

它是卵巢泡膜细胞良性增生引起的雄激素生成过多造成月经紊乱、持续排卵障碍、高雄激素血症、卵巢多囊样变等为主要特征的临床综合征，青春期前后发病。发病原因至今尚未完全明了。婚检时可发现病例。

（1）临床表现 月经失调常见稀发月经，继发闭经，功能失调性子宫出血，亦偶有原发闭经及规律的无排卵月经；卵巢持续性无排卵，造成不孕；体内雄激素过多，出现高雄激素症状，如多毛、痤疮、部分男性化体征；肥胖等。

（2）诊断 根据典型临床表现，如月经稀少或闭经，肥胖、多毛；作直肠腹部双合诊检查可发现卵巢比正常大1～3倍；B超检查见卵巢比正常大，且有多个小卵泡；基础体温测定呈单相；性激素测定协助诊断。

（3）治疗 调整月经周期：可用孕激素制剂或口服避孕药；促排卵药物治疗；手术治疗：卵巢楔形切除术，腹腔镜下行多囊卵巢打孔术。

（4）婚育指导 在婚检中，对原发月经不调的女性应注意是否患有此病，建议进行妇科B超检查，有异常的应进一步做性激素检查。一旦确定为多囊卵巢综合征应向双方讲明：可以结婚不影响性生活。若持续无排卵可能不孕，部分病例经治疗可妊娠。

94 功能失调性子宫出血

功能失调性子宫出血简称功血，是妇科常见病，由于调节生殖的神经内分泌机制失常引起的异常子宫出血。功血分为无排卵性和排卵性两类。

（1）**无排卵性功血** 约占85%。多发生在青春期或更年期妇女，主要表现是月经周期紊乱，经期长短不一，出血量时多时少。有时停经数月，然后出血不止；或周期尚准，经量增多，经期延长。妇科检查子宫大小正常，基础体温单相型。

（2）**有排卵性月经失调** 多发生在育龄期妇女，分为两种：①黄体功能不全，主要表现是月经周期缩短，患者不宜受孕或易流产。妇科检查子宫大小正常，基础体温双相型，或上升幅度偏低，升高时间维持时间较短，为9～10天；②黄体萎缩不全，特点是经期延长，流血量多。基础体温双相型，但排卵后体温下降缓慢。

月经失调不仅影响身体健康而在生育期患病还影响生育，婚检时发现应积极治疗。

药物治疗（生育期妇女）以止血、调整周期、促排卵为主。用性激素止血后，必须调整周期，如人工周期。还可以手术治疗：刮宫术、不保留生育者可作子宫内膜切除术，亦可作子宫切除术。

婚育指导：如轻度功血一般不影响性生活，可结婚并积极治疗。若严重功血，应积极治疗后再结婚，否则身体虚弱影响新婚性生活并可能加重病情。功血治愈后，促排卵治疗可生育。

95 闭经

闭经分为原发性和继发性两类。原发闭经指年龄超过16岁，女性第二性征已发育，月经还未来潮。继发闭经：正常月经周期建立后停经6个月（妇女生理性停经除外）。闭经只是一种症状，诊断时首先必须寻找引起闭经的原因，然后确定病变在下丘脑－垂体－卵巢的调节失常发生在哪一环节。闭经与生育关系密切，并且婚检时易被忽略。

（1）诊断 因闭经原因复杂，需做多方面检查，先初步除外器质性病变和妊娠，然后再进一步检查分析确诊。婚检时需注重了解病史，特别是月经史，婚前有无性生活，家族史以及在发病前有无导致闭经的诱因。检查全身发育状况、第二性征、乳房、外阴部是否符合成年女性，直肠腹部双合诊检查子宫往往是正常的。（因子宫发育异常引起的闭经除外）辅助检查：如激素测定、雌、孕激素撤退试验、B超、宫腔镜、腹腔镜、诊断性刮宫。必要时可进行染色体检查，亦排除遗传性疾病。

（2）治疗 根据病因治疗。性激素治疗、诱发排卵，中医中药治疗。

（3）婚育指导 可以结婚，不影响性生活。但闭经与生育有关，应详细告知当事人，闭经只是症状，生育问题需明确疾病诊断后方能知晓。检查方法需征得同意。有些检查及治疗还可在婚后进行。

第七节　重要脏器疾病与婚育

96　心律失常

心律失常是指心搏起源部位、频率与节律及冲动传导等异常现象。可发生于心脏病者，也常见于正常人。将预后较好的称为良性心律失常，对预后较差，意外风险大的，称为恶性心律失常。

良性心律失常：各种期前收缩（又称早搏）（房性、室上性、室性）、窦性心动过速、窦性心动过缓、特发性房颤、房速、阵发性室上速、Ⅰ度房室传导阻滞等。

恶性心律失常：有室性心动过速、扭转型室速、室颤、重度房室传导阻滞等。此类心律失常可造成猝死，多继发于器质性心脏病变者。

(1) 期前收缩　又称过早搏动或早搏。有器质性心脏病者常多发，出现于正常人，又称为功能性期前收缩。期前收缩与精神紧张、疲劳、消化不良、吸烟、饮酒或饮浓茶有关；有器质性心脏病，如心肌炎、冠心病、风湿性心病及心力衰竭者；药物作用、电解质紊乱、心脏导管检查、心血管造影及心脏手术均可出现各种性质的期前收缩。

1）临床表现　偶发性期前收缩多无症状，发作频繁时有心悸、心前区不适、乏力、心跳有停歇感。

2）心脏听诊　心律不齐，第一心音增强，第二心音减弱或消失；脉搏有间歇。功能性期前收缩常出现于安静或临睡前，运动后消失。运动后期前收缩增多者，大多有器质性心脏疾病。

3）心电图检查 可确定期前收缩性质（房性、室上性、室性）和治疗措施，24 小时心电监测，可了解发作频率和性质。

4）治疗 消除引起期前收缩的诱因；偶发性期前收缩（每分钟少于6 次）不需药物治疗，给予镇静和调节神经药物，消除顾虑期前收缩可以减少或消失；如期前收缩发作频繁，症状明显，根据期前收缩性质，选择有效的药物治疗；有器质性心脏病，出现频发期前收缩，需针对原发病的治疗。

5）婚育指导 婚检中可见偶发性期前收缩者，应详细询问病史，进一步检查心电图排除器质性心脏病变。功能性期前收缩不影响婚育，如为器质性心脏病引起，按原发病处理。正常妇女妊娠后常有心悸主诉，与循环血量增多心脏负荷增加有关。做心电图窦性心动过速及偶发期前收缩较常见。原有期前收缩史的，妊娠后发作更易频繁。如孕妇无器质性心脏病，对这种心律失常都能有良好的耐受性，去除诱因期前收缩可消失。所以一般不影响婚育。有频繁发作，症状明显者应到心内科药物治疗。好转或治愈后再妊娠，注意孕期保健和心电监测。

（2）窦性心律失常 窦性心率的频率受多种因素影响，主要与交感神经兴奋或迷走神经张力降低、与化学物质、体位、情绪、体力活动、体温、代谢、贫血、药物及心脏病变等有关。吸烟、饮酒、浓茶、咖啡亦可诱发 。

1）临床表现 成人心跳频率超过 100 次/分，诊断为窦性心动过速，频率低于 60 次/分，诊断为窦性心动过缓。心律快慢明显不等称为窦性心律不齐，多与呼吸及精神紧张有关。

2）治疗　无器质性病变一般不需治疗，注意休息祛除诱因可缓解症状。症状明显者，需到心内科针对原发病治疗。心率低于60次/分，无自觉症状者不需治疗。

3）婚育指导　不影响结婚和生育。“窦速”在妊娠后较常见，心率不过快者大多能够承受妊娠和生产，注意孕期保健。避免紧张、不饮浓茶、咖啡等。持续发作伴有症状时心内科治疗及心电监测。心率过慢时妊娠会引起胎儿缺血缺氧，造成发育异常或早产及死亡。要做好孕前咨询与孕期保健。

（3）**病态窦房结综合征**　简称“病窦”，又称窦房结功能不全。由窦房结及邻近组织病变引起窦房结起搏和传导功能障碍，从而产生多种心律失常和临床症状。病因有多种，如淀粉样变、甲状腺功能减退、感染、纤维化与脂肪浸润、动脉硬化及心脏传导系统退行性变为常见病因。迷走神经张力高，某些抗心律失常药亦可引起。

1）临床表现　轻重不一，呈间歇性发作心动过缓和短阵快速心律失常。可有头晕、视物模糊、乏力，重者可出现昏厥、胸痛等。

2）治疗　应针对病因，无症状可观察，定期随访。症状明显、有昏厥发作者宜安装人工心脏起搏器。

3）婚育指导　轻者不影响结婚，有明显症状或昏厥发作史者，建议暂缓婚育。因反复发作心律失常，可影响夫妻性生活和谐。如妊娠后晕厥或快速心律失常发作，均可造成胎儿缺血缺氧和生命危险。严重者应在安装起搏器后再婚育为好。孕前到心内科检查及咨询，做好孕期保健。

（4）房性心动过速 房性心动过速，属于房性心律失常，房性心律失常还包括：房性期前收缩、心房扑动、心房颤动等。正常人及各种器质性心脏病者均可出现。

1）临床表现 心悸、心动过速发作呈短暂、间歇、或持续性出现。

2）心脏听诊 心动过速，心律不恒定，心率大于150次/分。刺激迷走神经不能中止发作。心室率不太快，可口服药物治疗，无需紧急处理。如由洋地黄中毒引起、心率超过140次/分并伴有心衰或休克征象者需紧急针对病因治疗。

3）婚育指导 非严重性病变引起的房速，治愈后可结婚和生育。孕前到心内科检查咨询，如有器质性病变引起反复发作房速者，对胎儿发育不利，建议暂缓生育。积极治疗原发病，病情稳定或停药后妊娠。

（5）心房纤颤 简称房颤，是成人最常见的心律失常之一。发作呈慢性持续性和阵发性。房颤绝大多数发于器质性心脏病患者，其中以风湿性二尖瓣病变、冠心病、高心病最常见。甲亢、心包炎、心肌病、心内膜炎及心衰、低温麻醉、胸腔及心脏手术、急性酒精中毒等亦可见引起。部分无器质性心脏病而发生阵发性或持久性房颤，又称特发性房颤。

1）临床表现 心悸、胸闷、心律不齐。可有心绞痛与充血性心衰。脉搏短绌或有逸搏。二尖瓣狭窄或脱垂合并房颤者，脑栓塞发病率较高。

心脏听诊：心律完全不规则，心音快慢、强弱不等，心率在100~160次/分。心电图检查可诊断。

2）治疗 需病因对症治疗和药物治疗。

3）婚育指导　因风心病合并房颤者多见于婚育期女性，轻者不影响结婚。由于房颤时心排血量减少约25%以上，心室率超过150次/分时，可发生心绞痛与充血性心衰，婚后性生活可诱发病情加重，夫妻生活质量降低。妊娠后可引起流产、畸形或死胎，亦可引起心功能不全，建议病情稳定后结婚。持续性房颤，心房内形成的附壁血栓有可能随时脱落，引起心、脑、肾栓塞，建议不宜生育。

（6）心房扑动　简称房扑，是房性心律异常（房速、房颤、房扑）之一。三者发病机制及病因密切相关，有时互相转化。房扑发作较少，其他两者多见。大多数发生在器质性心脏病者，尤其以风湿性二尖瓣病变、冠心病和高血压最为常见。阵发性发作，可持续数天至数月，也可为持续性，常与房颤相互转变。可有胸闷与心悸、头晕，少数有晕厥，严重时可有心衰。

1）心脏听诊　心率快而规则，心室率在140～160次/分。

2）心电图检查　P波消失呈连续的锯齿形状、大小一致、频率规则。

3）治疗　药物治疗无效时电击治疗。

4）婚育指导　症状不明显、阵发性发作稳定期，心功能正常者，不影响结婚。如频繁发作或持续性房扑者，可以结婚，但性生活可能会加重病情，而影响夫妻性生活质量。服药期间对胎儿不利，建议暂缓生育。治愈后在心内科咨询与指导下妊娠确保母婴安全。

（7）房室传导阻滞　是房室传导过程中任何部位的传导异常。按病程分为急性和慢性；按病因分为先天性与后天性；按阻滞程度分为不完全性与完全性房室传导阻滞。各种心肌炎症、先天性心脏病、冠心病、急性心肌梗死、传导系统退行性变、迷走神经张力过高、药物、心脏手术损伤等因素均能导致传导阻滞，少数为正常人。

1）临床表现及分型

Ⅰ度房室传导阻滞：无症状，听诊第一心音减弱。心电图房室传导时间延长，P－R 大于 0.20 秒。

Ⅱ度房室传导阻滞：心室率较慢时，可有心悸、头晕、乏力等症状。

Ⅲ度或完全性房室传导阻滞、常有心悸、眩晕、乏力、易致晕厥。心率慢而规则，20～40 次/分，第一心音轻重不等，有“大炮音”。

2）心电图检查　可明确房室传导阻滞分型及程度。

3）治疗　Ⅰ至Ⅱ度房室传导阻滞不影响血流动力学，主要针对病因治疗。Ⅱ～Ⅲ度房室传导阻滞，可安装临时起搏器。高度或Ⅲ度房室传导阻滞，应安装永久性起搏器。

4）婚育指导　Ⅰ度房室传导阻滞，可以结婚和生育。Ⅲ度及重度房室传导阻滞者，有心脑供血不足表现（昏厥），并随时有可能出现心脏停搏者，建议暂缓结婚和生育。安装永久性起搏器者应经心内科专家咨询、指导后再妊娠，方可保证孕期母婴的安全。

（8）阵发性室上性心动过速　简称室上速。较多见于无器质性心脏病者，亦见于心脏瓣膜病、高心病、冠心病、肺心病、心肌病、甲亢、洋地黄中毒等。

1）临床表现　突然发作，突然终止，发作时心率在 160～220 次/分之间。有心悸，心前区不适，心绞痛，眩晕，持续时间长，而严重时血压常下降。

2）心脏听诊　心率大于160次/分，心律规整，心音呈钟摆音。

3）心电图检查　QRS形态与窦性心律一致，心率频率160～220次/分。

4）治疗　兴奋迷走神经，如深吸气后屏住气；刺激咽喉引起恶心、呕吐反射；按压眼球、颈动脉窦等可终止发作。无效或有器质性心脏病者需药物治疗。药物不能控制可考虑同步直流电复律。

5）婚育指导　无器质性心脏病，偶然发作无需长期服药，所以可以结婚。婚后注意避免紧张刺激诱发发作，有病史者需针对病因治疗。心率过快时血压降低和组织缺血，如妊娠后发作可导致胎儿缺血、缺氧、造成流产或死胎。女性患者如反复发作，建议暂缓生育。待病情治疗稳定后，在心内科医生指导下妊娠。

（9）预激综合征（WPW综合征）　是由于房室之间存在着异常的房室传导组织（旁道），是正常房室传导以外的先天性附加通道，常合并阵发性室上速发作。是少见的心律失常，诊断主要靠心电图。大多无器质性心脏病，某些先天性或后天性心脏病也可见。

1）临床表现　单纯预激无症状。只有心电图表现。并发室上速时与一般室上速相似。并发房扑或房颤者，心室率多在200次/分左右，除有心悸等不适外，尚可发生休克、心力衰竭甚至突然死亡。

2）心电图检查　PR间期缩短 <0.12 秒，QRS时限延长 >0.11 秒，QRS起始部粗钝。心电图将其分为A、B两型。

3）治疗　预激本身不需特殊治疗。并发室上速时，治疗用药同室上速。如合并快速房颤、房扑，心室率快并出现循环障碍者，应尽快采用电复律。频繁发作者需药物维持治疗，或激光射频消融术 。

4）婚育指导　本病可能有遗传倾向。无室上速发作者无症状，一般不影响婚育。如经常发作，需药物维持治疗者，可以结婚。女性服药期间妊娠对胎儿发育不利，建议暂缓生育。反复发作者可行激光射频消融术根治，术后再妊娠以确保母婴安全。

（10）室性心律失常　室性心律失常，是常见的心律失常，起源部位来自于心室的异位兴奋点。包括有室性期前收缩、（前面已述）各种室性心动过速包括扭转型室速，心室颤动等。

阵发性室性心动过速，简称阵发室速。多发于严重器质性心脏病者，特别是急性心肌梗死时常见，可转为室颤，易引起心脏骤停。药物中毒及严重低血钾症、心脏导管术、心血管造影术及二尖瓣分离术中亦可出现。

1）临床表现　阵发性发作，突然发生和消失，心率可达150～250次/分，心律大致规则。常可出现休克、肺水肿、晕厥、可转为室颤，出现阿－斯综合征。压迫颈动脉窦不能终止发作。

2）心电图　连续3次以上成串的室性期前收缩。

3）治疗　室速为严重心律失常，需紧急处理。给予控制病因的药物治疗，如利多卡因静脉给药，并做好直流电同步转复的准备，争取在最短时间内控制发作。

4）婚育指导　因室速为恶性性心律失常，随时可能出现难以预料的猝死及意外发生，故对婚育问题应慎重考虑。

如果是一过性发作，病情稳定后可以结婚。孕前需到心内科检查、在专家指导下妊娠，孕期定期随访及心电监测。

97 先心病

其全称是先天性心脏病，是胎儿心脏在母体内发育有缺陷所致，病因有多种，如遗传因素，妊娠前3个月内母亲感染风疹病毒、巨细胞病毒等可致病。服用某些药物，缺氧、早产、高龄或患某些疾病均可引起。目前认为先心病属于多基因遗传，其中由遗传因素引起占8%；由环境因素引起约占2%；遗传+环境相互作用占90%。一人可同时有两类以上的复合畸形。常见的先心病有房间隔缺损、室间隔缺损、动脉导管未闭，少见的有肺动脉瓣狭窄、主动脉伴缩窄、主动脉窦瘤破裂、冠状动脉－心脏瘘、法洛四联症等。

（1）房间隔缺损 房间隔缺损，是临床最常见的先心病。房间隔缺损发病率占先心病总数的25%。病损多见于卵圆窝处，少数位于上、下腔静脉入口处。平均寿命约50岁。

1）临床表现 病损小者分流少，多无症状，活动不限。分流较大者，有劳累后心悸、气急、乏力，晚期可出现心房纤颤或心功能衰竭。肺动脉高压显著者时可出现发绀。

2）心脏听诊 胸骨左缘二肋间有2~3级收缩期杂音，第二心音亢进，并有固定性分裂，三尖瓣区有舒张期杂音。容易发生肺部感染。

3）X线检查 肺血增多，肺动脉段突出，主动脉弓变小，肺门舞蹈征，右心室、右心房增大。

4）心电图检查 I度或完全性房室传导阻滞，不完全或完全性右束枝传导阻滞，右心室肥大，电轴左偏，右心室、右心房肥大。

超声心动图及导管检查可明确诊断。

5）治疗　手术修补术。

6）婚育指导　结婚不受影响。女性患者缺损小，无发绀，心功能正常者，一般都能安全渡过孕期，胜任分娩期。做好孕期心脏功能监测。如缺损大伴有发绀，心功能Ⅱ级以上或已有心衰史者，建议不宜生育。如行房间隔修补术后再妊娠为最佳选择。

（2）室间隔缺损　室间隔缺损，是常见的先心病，发病率约占先心病总数的20%～25%。多为室间隔膜部缺损，少数缺损位于间隔肌部。部分与其他先天性心血管病并存。

1）临床表现　缺损小者，无症状。缺损大者，有心悸、气急、乏力，伴有肺动脉高压，严重时可出现发绀、心脏扩大。因肺血流量增多，易患上呼吸道感染，可发生心衰及合并感染性心内膜炎。

2）心脏听诊　胸骨左缘第三、四肋间有响亮、粗糙全收缩期杂音反流性杂音，伴有震颤。肺动脉瓣区第二音亢进与分裂。

3）X线检查　轻者正常。缺损大，肺血流增多，肺门血管影搏动明显，肺动脉段凸出，左右心室增大。

4）心电图　缺损大有不完全性右束支传导阻滞，左心室或双室肥厚。

超声心动图　可见心室间隔回声的连续性间断。

5）治疗　应于学龄前行室间隔修补术为佳。

6）婚育指导　女性患者缺损小无发绀者，心功能Ⅰ级可以结婚。在心内科咨询与指导下妊娠，做好孕期心脏功能监测。如缺损大有发绀，心功能Ⅱ级以上或已有心衰史者建议不宜生育。或行室间隔修补术后，心功能正常再考虑妊娠。

(3) 动脉导管未闭 动脉导管未闭，是先心病中常见的一种，发病率占先心病总数的10%～15%。

1）临床表现 轻者无症状，病变重可出现劳累后气急、心悸、乏力、发绀。易并发感染性动脉内膜炎。

2）心脏听诊 胸骨左缘第二肋间连续机器样响亮杂音，伴有震颤。左向右分流量大者，心尖区有短促低调的舒张期杂音。

3）X线检查 肺血增多，肺动脉段凸出。左心房及左心室增大。病变小者可无变化。

心电图：重者左心房、左心室或双室肥大。超声心动图、心导管检查可确诊。

超声心动图 左心室增大，可能显示出未闭的动脉导管。

4）治疗 诊断后尽早手术为好。

5）婚育指导 可以结婚和生育。女性患者妊娠后除有可能发生早产外，一般不会增加危重并发症的发生。注意孕前心内科咨询指导及孕期保健。

(4) 肺动脉瓣狭窄 肺动脉瓣狭窄为常见的先心病，发病率约占先心病总数的10%。

1）临床表现 狭窄程度轻，长时间无症状。狭窄重时，有劳动后心悸、气急、咳嗽、乏力、头晕，胸闷、胸痛及晕厥。易有肺部感染和感染性心内膜炎，晚期可出现右心衰竭。

2）心脏听诊 胸骨左缘第二肋间有响亮的粗糙喷射性收缩期杂音，伴有震颤，第二心音分裂。漏斗部狭窄者杂音在第三、四肋间最响。

• X线检查：肺血少，心影正常或轻度扩大。右心室及右心房增大。肺动脉主干明显突出，搏动增强。

• 心电图检查：中重度狭窄有心室肥厚劳损，不完全性右束支传导阻滞，右心房肥大，心电轴右偏。

• 超声心动图：了解肺动脉瓣狭窄的程度。

3）治疗　轻型可不需手术或暂缓手术，症状明显或有心室肥大时应手术治疗。

4）婚育指导　可以结婚，女性患者无明显症状者可以生育，孕期可能发生流产外，危重并发症的发生率不高。孕前到心内科检查与咨询后妊娠，加强孕期保健及心功能监测。

（5）法洛四联症　是先天性心血管联合畸形，包括肺动脉口狭窄、心室间隔缺损、主动脉骑跨、右心室肥厚等，是最常见的发绀型先天性心脏病。预后较差，未做手术者寿命较短。

1）临床表现　婴儿期出现进行性发绀和呼吸困难，发育差，胸前部隆起。气急、乏力、活动受限，严重缺氧可引起晕厥发作，或有癫痫抽搐发作。可并发心衰、脑血管意外、感染性心内膜炎及肺部感染。

2）心脏听诊　胸骨左缘第二、三肋间有收缩期吹风样喷射型杂音，可伴有震颤。

• X线检查：肺血少，肺野异常清晰，肺动脉段抬高，心尖上翘呈木靴状，主动脉可右位，右心房及右心室增大。

• 心电图检查：电轴右偏，右室右房肥大。

• 超声心动图、心脏导管、磁共振等检查可确诊。

3）治疗　手术是彻底纠正畸形的方法，疗效好，亦在5~8岁后施行，严重者3岁后手术。

4）婚育指导　预后差，未手术者多数在 20 岁以前死亡。对幸存者，婚后性生活可能发生不协调而影响家庭，一旦妊娠人工流产都可带来极大危险。女性患者即使手术纠治后结婚，也建议不宜生育为好。假如手术纠治完美，心功能正常者再考虑生育问题。

98　心肌病

心肌病是心肌病变导致心脏不能正常收缩的心脏病。分为原发性和继发性两大类。原发性病因不清，其中不少是心肌炎所造成。因某种疾病引起的心肌病，称为特异性心肌病临床分型：扩张（充血）型、肥厚（非梗阻型、梗阻）型和限制型心肌病。

（1）扩张型心肌病　扩张性心肌病主要特征是一侧或双侧心腔扩大，心肌收缩功能障碍，产生充血性心力衰竭。常伴有心律失常，病死率较高，男性发病多于女性。病因尚不清，近年认为与病毒感染引起心肌损伤有很大关系。

1）临床表现　中青年发病多，起病突然或隐袭。表现低排血量和心力衰竭，心律失常及栓塞现象反复出现。心脏扩大、肢体发凉、发绀等。

2）心脏听诊　肺动脉瓣区第二心音亢进，室性或房性奔马律，二尖瓣及/或三尖瓣收缩期杂音。

- 心电图检查：左心室肥厚、室内阻滞、房颤、ST－T 改变异常 q 波（宽、深）及各种心律失常。
- X 线检查：心脏显著增大，尤以左侧明显。
- 超声心动图：左心室或其他心腔增大，左室流出道增大，左室后壁及室间隔活动降低，左室后壁变薄。

3）治疗　慢性进展性心肌病，目前尚无根治及有效治疗方法，从症状出现到死亡平均年限数年，预后不佳。限制体力活动或需长期卧床休息。抗心律失常、抗凝、营养心肌等对症治疗。

4）婚育指导　无明显症状者，心功能正常可以结婚。避免紧张和劳累，已有症状的患者应劝其病情稳定后再结婚。因有心脏扩大，妊娠后可诱发急性心衰，加速病情发展，故女性建议采取长效避孕措施不宜生育。

（2）肥厚型心肌病　肥厚型心肌病是以心肌（心室间隔部）肥厚、心室腔变小为特征。可有明显家族史，属常染色体显性遗传，起病隐袭，进展缓慢。

1）临床表现　常有心悸、心绞痛、呼吸困难、易疲劳、眩晕、晕厥和心律失常等症状。

2）心脏听诊　胸骨左缘第四、五肋间区收缩期杂音，心尖部二~三级全收缩期杂音，有奔马律。

- 心电图检查：左心室肥厚，预激综合征及心律失常。
- X线检查：心脏正常至中度增大，心胸比值小于0.5。
- 超声心动图：二尖瓣前叶向前移位，室间隔肥厚，室间隔/左室后壁比值小于1，心室腔变小，左室流出道小于20mm。

3）治疗　药物加手术治疗。

4）婚育指导　病情稳定可长达10年以上，也可发生猝死。轻者可以结婚，症状明显、有晕厥发作史者，建议手术后再结婚。女性心功能正常，心内科咨询和指导下妊娠，注意孕期保健和心功能监测。本病与遗传有关，有明显家族史者建议不宜生育。

（3）限制型心肌病　限制性心肌病，主要是心内膜心肌纤维化。此型较少见，病因不明。病变常累及一侧或两侧心室，限制心室充盈，房室瓣膜常累及。

1）临床表现　常有头晕、乏力、心悸、水肿、气急等全心衰及肺栓塞。

体检：轻至中度心脏扩大，颈静脉怒张显著。肢体末梢发凉，发绀，血压低、脉压小，腹水、肝大、水肿。

2）心电图检查　低电压，室内阻滞，房颤，心房增大，后室肥厚。

超声心动图：可见心房、心室增大、室间隔及全室后壁增厚。

3）治疗　强心、利尿、控制心衰及抗凝等治疗。

4）婚育指导　预后不佳，婚后性生活可加重病情，男女双方结婚需慎重，女性患者建议采取长效避孕措施后结婚，但不宜生育。

99　风湿性心脏病

风湿性心脏简称风心病，是由于上呼吸道感染甲组乙型溶血性链球菌后，引起自身免疫反应，导致心脏产生非化脓性炎症变化。可反复发作致瓣膜纤维增生、粘连、瘢痕形成，引起慢性风湿性瓣膜损害。女性发病明显多于男性。

风心病属于心脏瓣膜病。心脏瓣膜可由各种因素引起炎症、粘连、纤维化，致结构或功能的异常，并出现循环功能障碍。最常见的就是风湿性心脏病和二尖瓣脱垂综合征。若两个或以上的瓣膜病变同时存在的，称为联合瓣膜病。

风心病随瓣膜病变的部位及程度不同又分为二尖瓣狭窄、二尖瓣关闭不全。

(1) 二尖瓣狭窄 二尖瓣狭窄绝大多数为风湿热后遗症。及少数为先天性狭窄或老年性瓣环钙化引起。多见于20~40岁女性。占风心病总数约40%。从感染初期到瓣膜明显狭窄可达10年之久。

1）临床表现 早期无症状，渐出现劳力性呼吸困难、端坐呼吸。二尖瓣面容、口唇发绀，肝大，颈静脉怒张，下肢水肿，有风湿活动反复发作史。

2）心脏听诊 心尖部舒张期杂音呈低调隆隆样。伴第一心音亢进，心律失常，心房纤颤时心律绝对不齐。

- X线检查：左心房扩大、双肺淤血。
- 心电图检查：P波增宽呈双峰、左心房增大、房性期前收缩、房颤常见。
- 超声心动图：二尖瓣口狭窄，活动受限，左房扩大。

3）治疗 及时治疗上呼吸道感染，预防风湿反复发作。狭窄严重者需手术行二尖瓣分离术或球囊扩张术。

4）婚育指导 风心病二尖瓣狭窄最难适应妊娠时的高动力循环状态，早期可代偿，孕28周至分娩后数天有较高发生急性肺水肿的危险。因此，风心病是妇女生育过程中造成死亡的重要原因。风湿活动期应积极治疗，病情稳定后结婚。慎重选择生育。如心功能正常时在心内科咨询监护下妊娠。心功能Ⅲ级以上不宜生育。手术后再妊娠是最佳选择，如已妊娠，出现心功能不全时可在4~6个月手术。

(2) 二尖瓣关闭不全 二尖瓣关闭不全，因风心病引起占1/3，男性多见于女性。有半数患者合并二尖瓣狭窄。左心室扩大、二尖瓣脱垂等亦可引起。

1）临床表现　轻者无症状，心脏听诊时发现杂音。可有心悸、呼吸困难、疲乏、急性左心衰、肺水肿，有反复发作风湿活动史。

2）体检　听诊心尖部三级以上全收缩期杂音，心脏扩大，心功能不全，肝肿大、下肢水肿。

- X 线检查：左心室和左心房增大，肺动脉段凸出。
- 心电图：左室肥大，劳损、电轴左偏。
- 超声心动图：左心房显著扩大，左心室扩大。二尖瓣前后叶反光增强，变厚，瓣口收缩期关闭对合不佳。

3）治疗　避免过度劳累及剧烈运动，低盐饮食，积极对症药物治疗。严重关闭不全者需行瓣膜置换手术。

4）婚育指导　病变轻、心功能正常不影响结婚，二尖瓣关闭不全一般能较好地耐受妊娠。女性心功能大于Ⅲ级者建议不宜生育，或置换瓣膜后再拟定妊娠生育。孕前心内科检查咨询，注意孕期保健。

（3）主动脉瓣狭窄　动脉瓣狭窄多是风湿热引起的后遗症，部分是先天性或老年性瓣膜环钙化所造成。80%为男性患者。常与主动脉瓣关闭不全及二尖瓣病变并存。

1）临床表现　轻者可较长时间无症状。严重者可有呼吸困难，劳累、激动、感染可诱发急性肺水肿。劳累可诱发心绞痛，夜间发作性干咳、晕厥等。

2）心脏听诊　主动脉瓣区喷射性收缩期杂音，向右颈部胸骨左缘及心尖部传导。

- X 线检查：左心缘圆隆，左心室、左心房增大，肺血多。

● 心电图检查：可见左心室肥厚劳损，ST－T改变。及束支传导异常。

● 超声心动图：了解瓣膜损害程度及瓣口大小，左心室后壁和室间隔对称性肥厚，主动脉瓣狭窄。

3）治疗　轻度狭窄不需治疗，严重者手术治疗。

4）婚育指导　单纯性狭窄无明显症状，可以结婚，多数人能承受妊娠及生产。如合并关闭不全、或二尖瓣病变，心功能Ⅰ～Ⅱ级者在心内科监测下妊娠。心功能Ⅲ级以上者建议不宜生育。

（4）主动脉瓣关闭不全　主动脉瓣关闭不全者2/3为风湿热反复发作引起瓣叶缩短、畸形所致。

1）临床表现　较长时间无症状，发生心功能衰竭症状明显。激动及较强活动后可引起心动过速，期前收缩等。呼吸困难，夜间阵发性发作，憋醒，端坐呼吸。胸痛，心绞痛发作，含硝酸甘油效果不佳。晕厥，体位变化快时易出现头晕、乏力等。

2）心脏听诊　主动脉瓣区高调舒张期哈气样杂音，胸骨左缘第三肋最响，向心尖部传导，第一心音减弱。

● X线检查：左心室增大明显，主动脉结扩张。

● 心电图检查：左心室肥厚劳损，电轴左偏，ST－T改变等。

● 超声心动图：左心室升主动脉根部扩大，舒张期二尖瓣关闭不全，主动脉瓣反流。

3）治疗　轻者不需治疗，严重者伴有明显症状，需行瓣膜置换手术。

4）婚育指导　无症状者不影响婚育，一般能耐受妊娠。

病情严重伴有心功能不全Ⅲ级以上者，建议不宜生育。于瓣膜置换术后再妊娠，确保妊娠期母子安全。

（5）三尖瓣狭窄及/或关闭不全 多数因风湿热所致，少数为先天性发育异常或肿瘤引起。

1）临床表现 轻者无症状，重者有疲乏感、肝大、腹腔积液、下肢水肿。

2）心脏听诊 胸骨左缘3～5肋间吹风样粗糙、全收缩期杂音，如伴舒张期杂音示三尖瓣狭窄存在。

- X线检查：心房及右心室肥大。
- 心电图检查：电轴右偏。
- 超声心动图：了解三尖瓣瓣膜病损程度，室间隔与左室后壁同向运动。

3）治疗 无症状不需治疗。有心功能不全者，限盐、利尿可改善体循环淤血症状和体征。单纯狭窄可行分离术，严重关闭不全需行瓣膜置换术。

4）婚育指导 病变轻者不影响结婚和生育。女性有严重瓣膜损坏，心功能Ⅲ级以上者不宜生育。或术后再考虑妊娠为好，孕前心内科咨询指导及孕期保健。

100 二尖瓣脱垂综合征

二尖瓣脱垂，是因各种原因使心脏收缩时二尖瓣叶脱向左心房，导致关闭不全引起一系列症状。常见于青年女性。多数为原发性，预后多良好。

（1）临床表现 有心悸，心律不齐、心前区疼痛、气短、乏力，严重者可致左心功能不全。一过性脑缺血，头晕、昏厥、头痛、焦虑、紧张等症状。

(2) 心脏听诊 心尖区可闻收缩期喀喇音，如雁鸣样，心律失常等。

- X线检查：多数心影无明显异常，病变严重者左心房和左心室明显增大。
- 超声心动图：对确诊有特别意义，心脏收缩时二尖瓣叶脱向左心房，并超过瓣环水平及瓣叶变厚等改变。

(3) 心电图 部分Ⅱ、Ⅲ、AVF T波双向或倒置，各种心律失常，期前收缩等。

(4) 治疗 症状不显无需治疗，定期随诊。避免过劳及剧烈运动，有晕厥史、家族史及复杂心律失常及胸痛对症治疗。严重脱垂引起血流动力学改变，需行瓣膜置换手术。

(5) 婚育指导 症状轻、心功能正常者可婚育，大多数原发性二尖瓣脱垂的孕妇均能度过妊娠及分娩。极少数由于致命性心律失常，而引起猝死。做好孕前咨询及检查，加强孕产期保健。脱垂严重及心功能达Ⅲ级者，建议不宜生育。待术后再生育为最佳选择。

101 感染性心内膜炎

感染性心内膜炎，是微生物（细菌、真菌、病毒、立克次体、衣原体等）直接感染心脏内膜面所致的炎症，伴赘生物形成。瓣膜最常受累。分为急性和亚急性两型。

临床表现：

(1) 急性感染性心内膜炎 发病突然，寒战、高热、乏力、全身毒血症出现。出现高调杂音或原有杂音性质改变，可发展为急性左心衰竭死亡，菌栓脱落可引起多发性栓塞和转移性脓肿。

(2) **亚急性感染性心内膜炎** 起病缓慢，发热，热型多变不规则。

心脏检查：在原基础心脏病杂音外，杂音性质或响度发生变化或出现心衰。可有期前收缩，亦可出现房室束支传导阻滞。

(3) **实验室检查** 血培养：有75%~85%血培养阳性，是诊断的直接证据。血白细胞增高至1~2万/l，红细胞及血红蛋白进行性降低，血沉增快。尿有蛋白质、红细胞，部分有肾功能损害。

(4) **治疗** 根据血培养选择敏感性抗生素及对症治疗。

(5) **婚育指导** 在疾病没有治愈之前结婚可加重病情，建议暂缓结婚。如完全治愈，未留下后遗症者，可以结婚和生育。注意孕产期保健。如果遗留有严重瓣膜病，伴有心功不全者建议不宜生育或采取长效避孕措施为好。若术后心功能正常者，建议孕前到心内科检查，咨询指导后生育。

102 病毒性心肌炎

病毒性心肌炎是在呼吸道感染、腹泻等病毒如（柯萨奇、脊髓灰质炎、流感病毒和HIV等）感染所致。引起心肌损伤和各种心律失常等。

(1) **临床表现** 上呼吸道感染或腹泻后1~3周，伴有严重乏力，心悸，可伴有心脏扩大、心力衰竭或晕厥等。

(2) **心脏听诊** 心率快，第一心音减弱、舒张期奔马律、心律失常、心包摩擦音。

- 化验室检查：病毒特异性抗体IgM大于等于1:320阳性，血中肠道病毒核酸阳性。早期心肌酶增高。

• 心电图检查：各种房室传导阻滞。多导联 ST 段抬高或降低，或有异常 Q 波。多源、成对室性期前收缩、频发性、房性心律失常等。

(3) 治疗 针对原发病，抗病毒感染及抗心律失常和心衰等对症治疗。

(4) 婚育指导 心肌炎急性期心率加快，婚后性生活可加重病情或诱发心功能不全，建议暂缓结婚，待病情稳定后考虑 。病愈后心功能正常者，在心内科咨询与指导和心电监测下妊娠，做好孕产期保健。

103 心功能不全

心功能不全，又称心力衰竭，是不同原因引起的心脏收缩和舒张功能障碍，导致心排血量下降，不能满足全身代谢对血流的需要。临床分为急性心功能不全和慢性心功能不全。又将慢性心功能不全分为左心衰竭、右心衰竭，两者同时存在称为全心衰竭。

美国纽约心脏病学会将心功能分为四级

Ⅰ级：体力活动不受限，一般体力活动不引起过度的乏力，心悸、气促和心绞痛。

Ⅱ级：轻度体力活动受限，静息时无不适，但低于日常活动量即致乏力，心悸，气促或心绞痛。

Ⅲ级：体力活动明显受限，静息时无不适，但低于日常活动量即致乏力，心悸，气促或心绞痛。

Ⅳ级：不能无症状的进行任何体力活动，休息时可有心力衰竭或心绞痛症状，任何体力活动都加重不适。

1994 年 3 月上述分级方案修订时，增加了评价指标（包括心电图、负荷实验、X线、超声心动图和核素显影检查结果)，可弥补原有方案的不足。

(1) 急性心功能不全（急性心衰） 多种病因如急性心肌炎、广泛心肌梗死、严重瓣膜狭窄、瓣膜损害、腱索断裂、急性大量心包积液或积血、严重的心律失常（室颤)、心脏骤停等均可诱发急性心功能不全。

1）临床表现 心排血量减少，引起脑缺血发生昏厥，短暂意识丧失，心源性休克，急性肺水肿表现。发作突然、呼吸急促、端坐位、口唇发绀、大汗、白色或粉红色咳泡沫样痰。

2）听诊 心率快、心尖部可听到奔马律，双肺水泡音和哮鸣音。

3）治疗 半坐位、吸氧、静点硝酸甘油、强心利尿等及时对症治疗。

4）婚育指导 急性心功能不全者，病情危重，绝对卧床，活动受限。建议暂缓结婚，不宜生育。需积极治疗原发病，待病情稳定后再结婚。

(2) 慢性心功能不全（慢性心衰） 常见的病因为冠心病、高心病、瓣膜病、心肌病和肺心病，其他有心肌炎、肾炎、先心病、甲亢与甲减、贫血等疾病均可引起心脏扩大，使心肌收缩力减弱，从而导致心力衰竭。

1）临床表现

• 左心衰竭：以肺充血为主，有乏力、呼吸困难、端坐位不能平卧、阵发性夜间呼吸困难、急性肺水肿。

• 右心衰竭：以肝、肾等器官和周围静脉淤血为主。颈静脉充盈、肝大、尿少、腹痛、腹胀、下肢水肿、胸腹腔积液、心包积液及面部发绀等。

2）体检　在原有心脏病的体征，出现以上症状和心脏扩大、肺部啰音，发绀、肝大、下肢水肿等。

X线、超声心动图检查：可了解左右心腔扩大程度及心功能情况。

3）婚育指导　有慢性心功能衰竭者，经积极治疗原发病，病情稳定可以结婚，但要避免紧张劳累，建议采取长效避孕措施。因妊娠后随着胎儿的增大，血容量及心排出量比非妊娠时增加40%左右，加重心功能不全而危及生命。故有心衰发作史、心功能Ⅲ级以上者，建议不宜生育。心功能在Ⅰ－Ⅱ级时在心内科监测下妊娠，注意心功能是否加重趋势，分娩方式以剖宫产为好。

104　原发性高血压

原发性高血压是以循环动脉血压增高为主要特征，是遗传与环境、饮食及职业等多种因素共同作用导致的一种全身性疾病。长期高血压可引起重要脏器（心、脑、肾）功能损害。临床分原发性高血压占90%以上，继发性高血压占5%左右（肾病、内分泌疾病、血管病变及颅脑病变）均可引起血压增高。

原发性高血压的分期：

第Ⅰ期：血压达到确诊高血压水平，临床无心、脑、肾并发症。

第Ⅱ期：血压达到确诊高血压水平，并有下列一项者。

- 体检、X线、心电图或超声检查有左心室肥大。
- 眼底动脉改变。

- 蛋白尿和血肌酐轻度增高。

第Ⅲ期：血压达到确诊水平，并有下列各项中一项者。

- 脑血管意外或高血压脑病。
- 左心衰竭。
- 肾衰竭。
- 眼底出血或渗出，有或无视神经盘水肿。

（1）原发性高血压

1）临床表现　二次以上（非同日）测量血压收缩压大于等于140毫米汞柱，舒张压大于等于90毫米汞柱者。有家族史。头痛、头晕、紧张劳累后加重，可自行缓解。病程长可引起左心室肥厚、扩大甚至心功能不全。

2）化验检查　有蛋白尿、管型出现，示肾动脉硬化引起。

辅助检查：病程长者，X线、心电图、超声心动可见左心室扩大、肥厚。

3）治疗　健康的生活方式可减少高血压发病率55%，要劳逸结合，加强锻炼，低盐（食盐小于6g/d）、低脂、合理膳食，血脂高需降脂治疗。降压药物：单独选用或联合用药，定期监测血压，坚持服药。

4）婚育指导　一般不影响婚育，部分原发性高血压有遗传性。要坚持药物治疗，生活规律，适量运动。女性患者妊娠期血容量增加可使血压较前增高，可引起妊娠高血压综合征及先兆子痫，而且发生率很高。所以女性患者应慎重考虑生育问题。妊娠后期伴血压高者需住院观察治疗，出现子痫时应立即终止妊娠。

（2）继发高血压（本文略）

105 胸膜炎

胸膜炎是因各种致病因素引起胸膜炎症反应及渗出液。肝硬化低蛋白血症，亦可产生漏出液。临床将其分为：干性胸膜炎、渗出性胸膜炎和脓胸。临床最常见为结核性胸膜炎。

（1）**临床表现** 起病急，有畏寒、发热、盗汗、乏力。胸痛，呈针刺样，深吸气症状加重。干咳，局部呼吸音减弱，有胸膜摩擦音，称干性胸膜炎。胸腔出现积液时，有气促、胸闷、液体量大时，有呼吸困难，呼吸音消失，又称渗出性胸膜炎。多为血行播散性，结核性胸膜炎大多双侧积液。

（2）**辅助检查** 结核菌素试验阳性，血沉加快。

X线检查：下肺野大片增深阴影，呈弧形状。渗出液少，仅见肋膈角变钝。可见包裹性积液体征。

（3）**治疗** 病因不明的渗出性胸膜炎，大多为结核性的，应按活动性结核治疗。抗结核治疗：联合用药，时间需6个月~1年半。胸腔抽液，可迅速缓解症状，防止胸膜粘连形成。

（4）**婚育指导** 胸膜炎急性期，结婚性生活可影响病情恢复，故建议病情稳定后再结婚。女性患病服药期间，建议暂缓生育，以避免抗结核药物对胎儿的肝脏及听神经系统影响。应在正规治疗结束，停药半年后再妊娠。孕前到专科咨询及指导，加强孕期营养和保健。

106 支气管哮喘

支气管哮喘，是嗜酸粒细胞、肥大和T淋巴等多种炎症细胞参与的气道慢性炎症，引起气管痉挛、粘膜水肿、分泌物增多的阻塞性疾病。

（1）**临床表现**　夜间或清晨突然发作、呼吸困难，伴哮喘，端坐位，发绀。胸部呈桶状，叩诊过清音，双肺布满哮鸣音。哮喘持续状态：发作持续大于24小时，严重呼吸困难、大汗、虚脱、发绀，动脉血氧饱和度降低，严重可引起呼吸性酸中毒，抢救不及时可危及生命。

（2）**辅助检查**　血象：白细胞、嗜酸性粒细胞增高。X线：肋间隙增宽，双肺透光度增强。

（3）**治疗**　吸氧可改善呼吸困难。哮喘持续状态：给予肾上腺皮质激素静点及对症治疗合并症。

（4）**婚育指导**　病程缓解期一般不影响结婚生育，但发作期可影响性生活质量和加重病情。反复发作者需药物治疗，治疗药物如抗生素、皮质激素对胎儿发育造成不利的影响，建议在病情缓解期妊娠。孕前需呼吸内科专家咨询与指导，注意孕期营养和预防上呼吸道感染。

107　支气管扩张症

由慢性支气管炎症，引起支气管管壁破坏、管腔扩张及变形、分泌物过多、支气管清除功能障碍。

（1）**临床表现**　起病于青、幼年时期麻疹、百日咳后支气管炎，或继发于支气管炎等。反复咳嗽，咳脓痰，继发感染时加剧。因感染或咳嗽引起咯血，大咯血可引起窒息死亡。

（2）**听诊**　肺部持续存在湿啰音，呼吸音减弱。X线检查：肺纹理增多、杂乱及条状透明阴影，以及肺不张，肺炎等表现。支气管碘油造影，可确定病变范围、部位和性质。

(3) 治疗 祛痰剂、支气管扩张药、抗生素、中药。内科治疗后仍有反复大咯血或感染，病灶较局限者，可手术治疗。

(4) 婚育指导 轻者不影响结婚生育。女性患者反复感染、咯血者需积极药物治疗，因性生活时呼吸、心率加快，有可能诱发大咯血引起窒息，应病情稳定后结婚。孕前到呼吸科咨询与专家指导妊娠，避免使用对胎儿有影响的药物。

108 胃十二指肠溃疡

又称消化性溃疡。溃疡的形成与胃酸、胃蛋白酶的消化作用有关。幽门螺旋杆菌（Hp）感染、药对粘膜的损伤，具有遗传素质，“家庭集群”现象。男性多发，环境因素和精神因素与发病亦有关。

(1) 临床表现 病程长，春、秋季节易发病。周期性发作中上腹疼痛，呈钝痛、灼痛、或饥饿样痛，常伴有反胃、嗳酸、恶心、呕吐等症状。严重时可合并大出血、胃穿孔、幽门梗阻、癌变等。

体征：发作期，中上腹部可有局限性压痛。

(2) 辅助检查 纤维胃镜可直观溃疡所在部位和分期。X线钡餐可见龛影，Hp检测及胃液分析对诊断提供参考。

(3) 治疗 注意生活规律性，避免紧张与劳累。饮食易消化，避免刺激性食物及药物对胃粘膜损害。发病期到专科药物联合治疗为好 。

(4) 婚育指导 不影响结婚生育，但女性应在病程缓解期妊娠。因妊娠后的反应，恶心、呕吐有致胃粘膜损伤和出血可能。腹痛发作影响进食和营养吸收，可影响胎儿发育。孕前消化科咨询及孕期保健。

109 泌尿系感染

泌尿系感染是指尿路内大量致病微生物繁殖引起的炎症反应。临床以细菌性多见，少数为真菌、支原体、病毒感染引起。通常为细菌上行感染。根据感染部位将肾盂肾炎称为上尿路感染，膀胱炎和尿道炎称为下尿路感染，不易区分时统称为泌尿系感染。本病在已婚育龄妇女中常见。

（1）膀胱炎和尿道炎

1）临床表现　突发肉眼血尿，尿道烧灼样疼痛，尿频、尿急，每日排尿可达数十次，排尿终末小腹疼痛。于性交、月经、妇科手术、饮水少及劳累易诱发。发热，体温小于38.5℃，无全身中毒症状。

2）体征　小腹有压痛。

化验检查：尿沉渣镜检：白细胞大于5个/高倍视野，可见脓细胞，可有肉眼血尿，蛋白少量。尿培养：可发现致病菌。

3）治疗　口服抗生素复方新诺明、氟哌酸等药物，多饮水，多排尿。

4）婚育指导　结婚一般不受影响，但急性期性生活可使症状加重，故应避免急性期结婚。注意生殖卫生，养成多饮水，性生活后排尿习惯。减少反复发作，治愈后半年可妊娠。做好孕前咨询和孕期保健，定期复查尿液检查。

（2）急性肾盂肾炎

1）临床表现　轻型仅有尿频等刺激症状，无全身中毒症状。重型急性发病，几小时至1~2天症状达高峰。可有下尿路局部症状，有侧腹疼痛或腰部叩击痛，高热、寒战、头痛、恶心、呕吐等全身感染中毒症状。

2）化验室检查　血白细胞计数增高，血沉增快，严重者可发生为败血症，多见尿路梗阻者。

尿常规检查，为脓尿或菌尿，沉渣镜检白细胞大于5个/HP，可见管型，尿蛋白+－++，定量小于2g/24h。尿细菌培养：阳性。肾功能：可出现肾小管一过性损伤，如夜尿多、比重降低等，治疗后可恢复正常。

3）治疗　高热、脱水可静脉补液，多饮水及流食，抗生素应用，疗程一般不少于10~14天。疗程结束5~7天复查尿常规和尿培养，3次阴性后3~5天为止。如仍为阳性应换药再治疗两周。

4）婚育指导　一般不影响结婚，急性期避免性生活，治疗应及时，疗程要够，平时多饮水，避免劳累。孕妇无症状菌尿约占7%，如不治疗，约20%会发生急性肾盂肾炎。急性发作后，一年内不宜妊娠，孕前肾内科检查咨询指导，以免孕期复发，用药对胎儿造成不利影响。

（3）慢性肾盂肾炎

1）临床表现　病史大于半年，也可长达数十年。隐匿性感染，可有间歇性低热，或进行性贫血。肾功能不全表现，如夜尿多、尿比重低而固定小于等于1.014。

2）化验室检查　尿常规：有脓尿，白细胞大于等于5个/HP，红细胞多少不一，可有肉眼血尿。蛋白少量或大量，可见白细胞管型，重者尿沉渣涂片可见细菌。生化检查：有肾功能不全时，尿素氮、肌酐增高。

X线或B超检查：静脉肾盂造影、或B超检查可见肾盂、肾盏变形，双肾不对称缩小，外形凹凸不平。

3）治疗　活动期，抗生素应用同急性肾盂肾炎，但疗程应延长。两种以上抗生素，总疗程2~4个月。频繁发作者，应长期抑菌疗法：睡前口服一种较大剂量的抗生药，坚持半年~1年。

4）婚育指导　一般不影响结婚，病史超过一年者应进行肾功能检查。女性孕前泌尿科检查咨询指导，妊娠期子宫增大对膀胱和输尿管的压迫容易使病情复发，应及时治疗，并监测肾功能变化。如有肾功能不全者，建议不宜生育或终止妊娠。

110　肾炎

（1）急性肾小球肾炎　简称急性肾炎，是由多种病因引起急性肾炎综合征。多为急性起病，出现血尿、蛋白尿、水肿和高血压，可有一过性氮质血症。本节介绍链球菌感染引起的自身免疫性急性肾炎。

1）临床表现　发病前1~3周常有上呼吸道炎症感染史。潜伏期2~4周，突然发病。水肿，晨起眼睑开始到下肢水肿。少尿或无尿，一日尿量400~700毫升，或镜下血尿。尿蛋白：95%以上有轻中度尿蛋白，病后2~3周减轻，2~3个月多消失。血压在150~180/90~100毫米汞柱波动，少数可发展为高血压危象。

2）实验室检查　早期可见红细胞、白细胞、上皮细胞，透明及颗粒管型。尿纤维蛋白降解产物（FDP）和C3增高。血液检查：白细胞在发病期可增多，嗜酸性粒细胞百分比增高，血沉增快，尿素氮偏高，多数有不同程度肾功能不全。

眼底检查：少数可见小动脉痉挛及轻度视乳头水肿。

3）治疗　完全卧床。低盐、限水，液量小于1000毫升/日。控制感染：首选青霉素，中医治疗有一定疗效。

4）婚育指导　急性期需绝对卧床休息，活动劳累可加重病情，建议暂缓结婚，更不宜生育。女性患急性肾炎完全治愈3年，在专科检查咨询后再生育，并严密观察，如出现肾功能不全需立即终止妊娠。

（2）慢性肾小球肾炎　由多种病因引起，可继发于急性肾小球肾炎之后，病程可长达数年至数十年之久。可引起肾功能不全和尿毒症。

1）临床表现　急性肾小球肾炎病史1年以上迁延不愈者。有水肿、贫血、高血压、肾功能减退等症状。

2）化验室检查　尿检：尿蛋白+－－+++，尿沉渣镜检可有红细胞及管型。血尿素氮、肌酐增高，示肾功能不全。

3）治疗　对症及中药治疗。

4）婚育指导　病情稳定可以结婚。女性患者未治愈，妊娠后可使病情加重，或诱发肾功能不全。轻型者仅有轻度蛋白尿，血压及肾功能正常，在肾内科咨询指导下妊娠，孕期定期复查尿常规，严密监测肾功能。如已有肾功能不全者，须立即终止妊娠，建议绝育手术为好。

111　肾病综合征

肾病综合征是多种肾小球疾病引起的一组综合征。表现为大量蛋白尿、低蛋白血症、高血脂症、全身严重水肿。分为原发性和继发性两种。

（1）临床表现 尿中有大量蛋白质，24小时超过3.5g。尿中有游离脂肪、脂肪管型。伴有低蛋白血症，血清白蛋白小于30g/L。高脂血症。全身严重水肿，精神不振、乏力、食欲减退、恶心呕吐、贫血等。合并各种感染、静脉血栓、急性肾衰、内分泌及骨和钙代谢异常。

（2）治疗 糖皮质激素，高蛋白饮食，限钠盐，每日3～5克。利尿药。

（3）婚育指导 急性期结婚可加重病情，不利于治疗与健康的恢复，建议暂缓结婚。病情稳定后结婚，需采取避孕措施。因治疗期间应用大量激素与免疫抑制剂，妊娠后对胎儿发育影响较大，如停药疾病将无法控制，病情加重。肾炎活动期妊娠易出现流产、死胎及合并症，如有肾功能不全者，建议不宜生育。治愈后在专科咨询指导下妊娠。

112 糖尿病

糖尿病，是由于体内胰岛素分泌相对或绝对不足引起的糖、脂肪、蛋白质代谢紊乱，导致血糖升高，尿糖阳性，伴有血脂异常升高，治疗不及时可引起多种并发症出现。

病因与遗传及环境有关。临床分为原发性、继发性和妊娠期糖尿病3型。原发性：又分为，胰岛素依赖性（IDDM）1型，常见于青少年及婚育年龄者。胰岛素非依赖性（NIDDM）2型，常见于40岁以上人群。继发性：某些疾病引起血糖增高。妊娠期糖尿病，妊娠后血糖增高，分娩后逐渐下降。

（1）临床表现 有口干、乏力、消瘦、皮肤瘙痒等。典型者有“三多一少”等症状，口渴多饮、多食、多尿、体重减轻。有糖尿病家族史。

(2) 化验室检查 空腹血糖大于等于7.0mmol/L，二次以上者。任何时候血糖大于等于11.1mmol/L。有症状，血糖未达标者（血糖7.8～11.1mmol/L之间者），做糖耐量试验，即空腹服葡萄糖粉75g，2小时查静脉血糖大于等于11.1mmol/L可诊断糖尿病。

(3) 治疗 饮食疗法、运动疗法、胰岛素疗法及降糖药。

(4) 婚育指导 病情轻者结婚不影响。1型糖尿病者有遗传性，妊娠易死胎、畸形，易并发妊期高血压疾病、酮症酸中毒、产后出血和产伤等，建议不宜生育。如强烈要求生育者，建议孕前到专科医院检查、咨询后再考虑生育问题。2型糖尿病者病情稳定，无并发症不影响结婚生育，孕前专科咨询及生育指导。如有并发心血管病者不宜生育。继发性糖尿病者需积极治疗原发病，血糖稳定后专科咨询指导下婚育。

妊娠期糖尿：国外报道正常妊娠后有10%～15%可出现糖尿，为妊娠时肾糖阈暂时降低引起，尿糖在分娩后消失，部分糖尿病患者可在妊娠期发病，应到专科诊治鉴别。低糖、低脂合理饮食，适量运动，妊娠后定期监测血糖，预防糖尿病酮症酸中毒发生。如血糖明显增高需住院观察，应用胰岛素治疗。

113 甲状腺功能亢进

简称甲亢，是多种病因导致甲状腺激素分泌过多而引起的高代谢综合征。常见于20～40岁婚育期女性；病因较复杂，治疗需正规，疗程长，易复发等特点。

(1) 临床表现 易激惹、多语、紧张、失眠。怕热、多汗、食欲亢进、体重下降、乏力、心悸等。

(2) 体检 听诊心动过速、可有心律失常、阵发性房颤，第一心音亢进，伴有收缩期杂音，重者可引起心脏扩大，心功能不全。颈部增粗，甲状腺呈弥漫性肿大，可闻血管杂音。可有突眼征，眼裂增宽。

辅助检查：基础代谢率（BMR）增高、血甲状腺素 T_3、T_4 增高、甲状腺摄^{131}碘率增高。

(3) 治疗 一般对症治疗，适当休息。不安、失眠者给予镇静药物。药物：抗甲状腺药物治疗，病情控制后需继续服药 1.5~2 年。手术：甲状腺肿大明显压迫症状及严重者，药物不能控制者行次全切除。放射性^{131}碘治疗：术后再复发及药物治疗无效者。

(4) 婚育指导 甲亢未治愈者可以结婚，但结婚后性生活、各种刺激可加重病情，婚后应加以重视，避免紧张劳累。甲亢妊娠可加重病情，易诱发妊娠期高血压疾病、早产、流产及死胎，亦可诱发甲亢危象，且死亡率很高。药物治疗，对胎儿甲状腺发育抑制，可能会生出克汀病患儿。所以在没有治愈前，建议暂缓生育。停药一年后，在内分泌科咨询指导下妊娠，注意孕期保健，定期复查 T_3、T_4，防止甲亢复发。

114 甲状腺功能减退症

又称甲减。分为先天性甲减（克汀病）及获得性甲减如甲状腺切除、损伤、放射性碘治疗过量、甲状腺炎、药物等均可引起甲状腺合成、分泌不足，引起代谢降低的表现，发病多见于中年女性。

(1) **临床表现** 胎儿及婴儿期发病，全身矮小，四肢粗短、眼距宽、鼻梁低、智力低下或痴呆。获得性甲减（成年型）：起病隐匿。怕冷、少汗、乏力、智力低下、嗜睡、肌无力、进行性肌萎缩、粘液性水肿，重者可出现昏迷。窦性心动过缓，心音弱、心包积液及胸、腹腔积液等。内分泌紊乱，性欲减退、男性出现阳痿，女性月经过多、经期长及不育。

(2) **实验室检查** 可有轻、中度贫血，血糖正常或偏低，血胆固醇、甘油三酯增高。基础代谢率降低、TT_4、FT_4、TT_3、FT_3 降低，血促甲状腺素（TSH）升高。

(3) **治疗** 对症治疗，替代疗法：不论何种甲减均需补充甲状腺素，永久性者需终生服药。

(4) **婚育指导** 成年型甲减，不影响结婚，女性可出现闭经，有可能出现不育。如想生育者，需内分泌科咨询、指导下妊娠并定期复查化验检查，减少对胎儿的影响。伴有智力低下的克汀病患者，可以结婚，因有遗传可能，建议不宜生育。

115 肥胖症

肥胖症，是指体内脂肪堆积过多和分布异常，体重超过标准体重的30%者称为肥胖症。多数与遗传、饮食、代谢、内分泌、环境等因素有关。常与多种疾病如糖尿病、高血压、血脂异常等并存。

(1) **临床表现** 臃肿，皮下脂肪堆积。体重指数超过标准体重的30%。体重指数：正常18.5～22.9；小于18.5为体重过低；大于等于23为超重；23～24.9为肥胖前期；25～29.9为Ⅰ度肥胖；大于等于30为Ⅱ度肥胖。腰臀比（WHR）成人男性大于0.90；女性大于0.85。

（2）治疗 ①饮食疗法；限制热量、低糖、低脂、合理膳食；②加强锻炼，增加能量消耗；③药物治疗：以上方法无效时应用；④手术治疗：严重肥胖者可吸脂、切脂等。

（3）婚育指导 一般性肥胖症不影响婚育，但可引起脂肪肝、糖尿病等代谢综合征，心脑血管病、肿瘤等发病率高。为了提高婚后整体生活质量，应加以重视。女性因内分泌紊乱引起肥胖者可能影响受孕几率，应积极治疗原发病。孕前咨询和加强孕期保健，控制高糖饮食，适量运动，避免妊娠期糖尿病出现。

116 脂肪肝

脂肪肝是指肝细胞内脂肪含量超过肝重的5%，分二大类：酒精性脂肪肝和非酒精性脂肪肝。病因与不良饮食习惯、高脂肪、高糖饮食、饮酒及运动量少、肝炎、药物、妊娠及遗传有关系。长期不纠正治疗可致肝硬化或肝癌可能。

（1）临床表现 轻度可无症状。体胖、腹部脂肪堆积。中度至重度脂肪肝，四肢乏力、头晕、失眠、性功能减退。肝区隐痛、肝大、肝功能异常、食欲不振、腹胀、恶心、便秘或腹泻。

（2）B超检查 可了解脂肪肝程度以确诊。

（3）防治 对付脂肪肝主要是改变生活方式。合理饮食，低糖、低脂肪、高蛋白质及补充维生素。加强锻炼运动，戒酒，保持良好心态和心理平衡。中药可防治脂肪肝。

(4) 婚育指导 脂肪肝不影响婚育，但亚健康状态会影响到生活质量降低，夫妻性生活不和谐。女性妊娠后避免过多高糖、高脂肪食物，以免引起妊娠期糖尿病、脂肪肝，影响胎儿发育。

117 贫血

贫血是指外周血中，血红蛋白浓度（Hb）、红细胞（RBC）和红细胞比容（HCT）低于同年龄、同性别和地区的正常值。成年男性：Hb 小于 120g/L，RBC 小于 4.5×10^{12}/L 及 HCT 小于 0.42。成年女性：Hb 小于 110g/L，RBC 小于 4.0×10^{12}/L 及 HCT 小于 0.37 即可诊断贫血。按病因和发病机制又分为失血性、溶血性及生成减少（缺乏铁剂、蛋白质、叶酸和维生素 B_{12}、B_6 等造血原料）及骨髓造血异常性贫血。与遗传有关的地中海贫血时因基因突变导致珠蛋白生成障碍性贫血（详见遗传章节）。

(1) 临床表现 疲倦、乏力、皮肤粘膜苍白。头晕、头痛、耳鸣、视物模糊、失眠。心悸、气短、心动过速、心尖部收缩期杂音，严重者有心绞痛、心脏扩大。食欲减退、腹胀、恶心、舌乳头萎缩。性欲改变及月经失调等。

(2) 实验室检查 血红蛋白及红细胞计数和红细胞比容有助于贫血的诊断及分类。血涂片可观察红细胞、白细胞及血小板数量及形态改变。骨髓检查可了解造血情况，明确贫血分类。

(3) 治疗 消除贫血的病因。药物治疗，输血适用于急性大量出血时。脾切除，对自身免疫性溶血引起的贫血有效。

骨髓移植主要用于再生障碍性贫血者。

（4）婚育指导 婚育期女性最常见的贫血，多为缺铁性贫血，主要铁摄入不足引起。轻度贫血可以结婚。在婚检中查出的贫血，如不能确定其性质，且双方或一方为南方人，医生应考虑有地中海贫血的可能性，应建议其进一步行基因检测。女性普通贫血者应在孕前积极治疗，因妊娠后血液稀释贫血会加重，引起心悸、气短等症状，红细胞携氧减少对胎儿大脑发育不利。因此贫血者应定期复查血常规及对症治疗。

第三章
常见问题与婚育

第一节 男性性健康

118 男性性心理特点

世界卫生组织提出：随着人类文化水平的提高，人类性问题对每个人的健康和生活产生远比过去更为深刻重要的影响。而性无知和对性的错误观念将影响人们的生活质量。性健康的三个基本因素是：①根据社会道德和个人道德享受性行为和控制生殖行为的能力；②消除恐惧、羞耻、罪恶感及虚伪的信仰和其他控制性反应和损害性关系的心理因素；③没有器质性功能不全、各种疾患及影响或妨碍性行为与生殖功能的躯体缺陷。这就是说性健康是有标准的，所以，开展性教育对人的一生都很重要，可以终身受益。

不同年龄阶段，男人的性心理活动在不断变化和发展。如果在儿童时期和青春期，加强对他们表现出来的性好奇和性兴趣，加以正确引导和树立正确的生理观念，就可以防止以后出现性心理的畸形发展。反之，就会使那些萌芽状态的性反应受到压抑，在年轻人逆反心理的驱使下，还会走上歧途。成年男人在体内雄激素的主宰下，性欲的产生使他们产生各种心理活动，如对异性的爱慕和追求，对各种感官刺激的陶醉与联想，还有性欲的强烈感受而出现的自慰行为（手淫）等。当然，最直接、最完全的满足性欲就是性交。而性健康的标准不允许成年人任意宣泄性欲，也不能允许青年人在好奇驱使下所采取的不负责任的行为。性无知正是突破这种道德防线的原因，因此，了解人们的性心理活动，持久给予性健康的教育就显得十分必要。

119 男子性欲低下

如果持续或反复地对性生活不感兴趣或缺乏积极的感受，都是性欲低下表现。它包括两种原因即：器质性的性欲低下，它主要是由于一些疾病或药物引发的。如库欣综合征、肾上腺皮质功能亢进或低下、甲状腺功能亢进或低下、重症结核病、白血病、贫血、高泌乳素血症，以及能影响生命的严重疾病和疼痛性疾病。药物方面包括一些降压药、镇静药，酒精中毒和使用镇痛药过多的人容易出现低性欲。生殖器官发育不正常的有小睾丸症、克氏综合征、染色体异常的 Kallmann 综合征以及睾丸炎、睾丸外伤等。由于发病原因不同故治疗上也不能一概而论。

心理性性欲低下则情况较复杂，由于性欲水平每个人个体差异较大，是否性欲低下全凭个人主诉，临床上很难有指标来判断（激素水平除外）。性欲正常和性欲低下是没有严格界限的，可以受心理和社会文化因素的影响。所以在判断时一定要考虑年龄、生活环境、健康状况、夫妻关系等因素。性欲在不同年龄有较大区别，如男性性欲高峰是 18～22 岁，之后便平稳而缓慢下降。而女性从青春期开始一直缓慢上升，直到35～40岁才达到顶峰，此后同男性一起逐渐下降。因此在婚检性问题咨询中，常见到新婚或婚后咨询女性性欲问题；而中年人则咨询男性性欲问题。

120 阴茎勃起功能障碍

除新婚期的勃起功能障碍是由于心理障碍或精神紧张造成的外，婚后出现的勃起功能障碍则原因较多。手淫过多和纵欲者比较容易出现性功能障碍。勃起功能出现问题，最常见的病因有两方面，即：器质性和精神性两种。后者是勃起障碍的主要方面。临床上还分完全性和不全性勃起不能，前者则是根本不出现勃起，后者是常说的起而不坚，可勉强完成性交过程。判定器质性和精神性两者的重要区别就是患者有没有自主的阴茎勃起，表现有清晨起床时和夜间憋尿时如阴茎能有较好的勃起，则可排除器质性的勃起障碍。

（1）器质性勃起功能障碍的具体原因是 ①生殖器官疾病：如生殖器官畸形、先天性双侧睾丸发育不良和双侧睾丸产生的疾病；②全身性疾病：包括心、肺疾病、内分泌异常、糖尿病、甲状腺功能亢进、重度神经衰弱和其他内脏疾病和急性传染病等。也就是说当机体极度衰弱时，均可间接导致勃起功能下降现象。

（2）精神性勃起功能障碍的原因是 ①精神高度紧张、恐惧、抑郁、包括夫妻感情不好，缺乏性知识，精神上的重大打击等，凡可影响到高级神经活动的问题均可产生勃起功能下降；②过度饮酒、吸烟、服药等和极度疲劳等；③性生活过度，手淫的不能戒除，也能造成性兴奋降低。

根据不同原因和产生的过程，应及时得到专业医师的帮助，大部分患者是可以恢复正常功能的。

（3）对婚育的影响 可以结婚但是容易造成性生活不和谐，所以应该积极检查并进行治疗。

121 手淫

随着性医学的发展与性科学研究的不断深入，多数专家已经证实自慰行为（手淫）同正常性交对身体的影响是一致的，并且证明有手淫的青少年和他们日后的智能发育与事业的成功没有任何联系。普遍认为手淫对人体是无害的，它只是性行为的一种表现。据调查在男人中有近90%的人有手淫的经历和习惯。手淫之所以被认为是有害的，是有损身体健康的，是一种“不良行为”和不健康心理、不道德行为等，是受多年来宗教、社会、人伦观念的宣传影响而形成的。为此，一些有过手淫的人自责、恐惧、抑郁以至出现不良结果，带来巨大的精神压力。

（1）手淫不是病 从发展的角度看，手淫本身不再是一种“病”，而是一种基本的生理反应。儿童时期的手淫是属于无意识的触碰生殖器后产生快感，以后再去寻找这种感觉。青春期后，性激素在体内的影响日渐明显，出于本能和好奇而开始手淫。因此，正确对待手淫是非常必要的。国外有人把开始出现手淫的年龄看做是性心理发育的一个指标。所以，如果到了发育成熟时期的青年还没有性欲、性兴趣和手淫的话，倒是应该考虑是否存在内分泌和遗传方面的问题了。

（2）手淫的弊端 手淫就没有一点弊端了吗？不然，什么事情都要有个“度”来保障，就像吃饭暴饮暴食也能消化不良，劳动过度就会损伤肌肉。如果沉湎色情，恣意手淫，必然会荒废学业损害身体，无节制地手淫必然带来的是有害的结局。它也是一个由量变到质变的过程。所以，重要的是调整心态，尤其是有手淫的人决不可养成“习惯”，一个人要能够把自身的性快感转移到学习、工作、娱乐等活动中去，要能控制自己，约束自我，美味不可多用，美酒不能尽饮，性乐不能无度。

(3) 手淫对婚育的影响 长时期无约束的手淫不仅造成精神上的痛苦，而且容易出现射精困难，不射精等性功能障碍。另因手淫的刺激不同于性交的刺激，所以在婚后仍有手淫的年轻人，很容易出现性生活不和谐、勃起功能障碍等问题出现，从而影响到夫妻感情，更是不可补偿的损失。其次还可出现前列腺病和感染。在此，再提醒一些人，有使用异物进行手淫是绝对应当禁止的。

122 射精功能障碍

射精功能障碍可分为三大类：早泄、逆行射精、不射精。

(1) 早泄 是最常见的射精障碍。判定的标准尚有不同，但是多数学者认为，在阴茎还没有进入阴道内时或刚刚进入当即发生射精才属于早泄。发生早泄的原因，多属于心理性精神高度紧张、恐惧而致，少数人是生殖系统炎症尤其与前列腺病有关。治疗上重点应是病因的消除，如心理治疗、行为治疗、性感训练等，也有使用外用药，如龟头上涂抹丁卡因、口服药使用酚明和应用会阴挤捏法等。

(2) 不射精 性交时阴茎勃起正常，但在性交过程中不发生性高潮和射精。分精神性和器质性两种，精神性者应排除心理障碍，进行性知识教育排除心理上的杂念，建立正确的性观念。器质性方面应检查阴茎发育是否不正常，如有包茎、尿道下裂和其他影响性快感的疾病时，容易引发射精障碍。对症治疗可有效果。

(3) 逆行射精 性交有快感出现射精反射时尿道口无精液出现而是逆行进入膀胱。发生原因是膀胱颈关闭不全或尿道膜部阻力大所致。治疗方面，如有尿道狭窄时应定期行尿道扩张术，膀胱颈关闭不全多由于手术创伤或支配神经损伤所致，有些可进行相应手术治疗，发生在糖尿病患者的逆行射精，则应积极治疗糖尿病，再加以适当练习可收到效果。

(4) 射精功能障碍对婚育的影响 射精功能障碍不影响结婚，但是，可以由于功能不健全而影响性生活的和谐与生育上的困难，必要时也应到专科医院给予检查治疗。

123 影响性功能的常见疾病

(1) 糖尿病 糖尿病的患者中约有 1/2 的人出现性功能障碍。主要表现是性欲低下和勃起功能障碍。其次是逆行射精和不射精。

糖尿病所致的勃起功能障碍，被认为主要是神经性和血管性问题，而不是内分泌变化引起。因为糖尿病患者相对胰岛功能不足，可引起机体代谢和血管系统变化，这种小血管病变主要发生在眼、肾、中枢和外周神经系统。所以糖尿病性勃起功能障碍的发病率随年龄而增长，其发病过程常常是逐渐发生，开始时阴茎硬度降低，随后逐渐加重。如果考查勃起功能不好是否由于糖尿病所引起的，可以了解阴茎晨勃情况，有晨勃说明不是糖尿病所致应另找原因，但是糖尿病患者合并血管病变和内分泌紊乱，则另当别论。而且治疗起来也不容易痊愈。

糖尿病引起的逆行射精和不射精发病率较低，为1%～2%。病因是支配膀胱颈关闭的交感神经纤维受损，由于膀胱及尿道的括约肌失灵，精液在射精时将逆行流入膀胱。

（2）甲状腺疾病

1）甲状腺功能低下　甲状腺素低下是甲状腺功能低下的表现，它可以使男人性欲减退，并有一半的患者有勃起障碍。没有治疗过的甲状腺功能减退者呈生长发育迟缓，严重者青春期发育就会减慢甚至停止。成人中有不少人患不孕症。

2）甲状腺功能亢进　是血液中甲状腺激素过多。典型表现是甲状腺肿大、甲状腺毒症和眼球突出。此病患者可有性功能紊乱，可导致男性乳房女性化。有人表现是性亢进，有的则是性兴奋低落。患者中勃起不成者约占40%左右，身体内分泌代谢容易发生紊乱，通过治疗后部分患者性功能可以恢复。

（3）癫痫病　患有癫痫病者往往性功能低下，有时在性生活中由于紧张或兴奋会增加癫痫发作次数，但绝大多数患者性功能差，是由于治疗中使用镇静剂的关系，药物压抑了大脑皮层的兴奋，而降低了性功能。当治疗好转后或药物减量后有些人的性功能是可以恢复的。

其他很多疼痛性疾病、体质衰弱的疾病也会出现性功能降低，还有的疾病由于用药的原因造成性功能的改变，其种类很多不一一列举。

124 影响性功能的异常情况

（1）肥胖症与性功能 肥胖症指：体重超过标准体重20%，超过标准体重10%的为超重。肥胖者中只有少数人是疾病引起的，大多数人只是表现肥胖。先天性小睾丸者往往第二性征不发育、身高、体胖是典型表现，他们的生殖器官发育也差，性功能容易产生障碍。而单纯肥胖者只是由于腹部脂肪多，行动不便可能影响性生活，性功能应该是正常的。对肥胖者的保健指导：首先肥胖者对性生活不要顾虑重重，应保持良好的心态，对肥胖症患者应科学减肥，合理饮食，多参加体育运动。因疾病引起的肥胖要对症治疗。

（2）酒与性功能 很久以来，人们就注意到酒类对性功能的影响问题。不少学者也对它进行过研究。多数人认为，酒精浓度低于醉酒水平时，对人体的中枢神经系统可以起到抑制作用，最初饮酒有兴奋作用，随饮酒量的增加就进入抑制状态。此时就干扰了性兴奋的神经传导途径。自然，出现性功能的下降并不是一次两次饮酒所致，但长此以往，就会使性功能有所改变了。有人提出用少量饮酒能延长射精时间，有时会有一些效果，因为它抑制了神经的传导。达到了控制早泄的目的，但是要适量用酒，如果一次大量饮酒，则会失去性交能力。

长期大量饮酒者，比平常不饮酒的人容易发生性欲减退和性功能下降问题。临床上凡酒精中毒者，约1/2的人患有性功能障碍。尤其是青壮年更要警惕。

男性酒精中毒者的性问题。有证据表明，酒精可以降低体内雄激素的生成，使血液中游离的、具有活性的睾酮不易被组织利用，尤其再伴有肝功能不正常者，更是如此。重者还会出现精子质量下降，还可因体内雌激素的相对增加而发生男性乳腺增生症。还有人证明，人体的丘脑和垂体的功能可能出现异常，而使内分泌功能发生紊乱，这就会出现更多的问题。值得注意的是酒精中毒引发的性功能障碍，恢复的比例较低，亦就是说出现问题后戒酒，完全使性功能和生育功能达到正常是较困难的。

（3）微量元素与性功能 微量元素是指锌、铜。铁、镁等物质，它与人体生理功能密不可分。当体内所需量达不到时，就会出现某些症状和功能障碍。也会影响男性生殖功能，造成精液质量下降，影响生育或出现生殖系统内分泌障碍。其中对男性生殖功能影响明显的微量元素主要有锌、硒、锰、铅等，尤其以锌最重要。锌对于精子的活力和细胞膜的稳定性起重要作用。同时锌对睾丸内产生睾酮的水平也起着稳定作用。当锌缺乏时，影响睾酮的分泌量并影响到血中睾酮浓度下降。生殖系统的前列腺组织利用锌的作用较强，前列腺液内含锌量明显高于其他组织。当精液量减少、粘度过高、液化不良时，临床上用补充锌的方法，可以得到满意的效果，提高精液质量。

硒元素可增强机体免疫功能，它可影响精子的活动度，能防止一些有毒元素对生殖系统的侵害。当体内缺乏硒元素时可致不育，但超量补充则又适得其反，还会造成女性流产的机会增多。

铅是损害生殖能力的元素，铅中毒可导致生精能力下降，精子成活率低。慢性铅中毒可导致不孕。

虽然了解了一些微量元素对生殖功能的影响，但其真正的机制与临床的关系尚待进一步探讨和深入的研究。

125 性交中常见异常

（1）性恐惧心理 一般说来，对性行为的畏惧和忧虑，多是性功能障碍这种因素所引发的，如果一个男性对性生活产生畏惧，自然会减少对性生活的兴趣，丧失男性自信心，此时更明显的表现又是勃起功能障碍，越是着急、紧张、心里就越是对性交产生厌倦感。由此，还容易产生对自己性能力的怀疑。一次再次形成了恶性循环，造成心理上的恐惧，还会想到自己得了什么病，思想不能放松，结果成了自我恫吓的牺牲品。此时，如果能及时得到心理医生的指导，是不难得到解决的。

对于性恐惧，最重要的是找到产生的根源。人的性行为是自然的本能，只要身体发育正常，就会有这种能力，性交时不能把注意力集中到生殖器上，也不去想成功与失败，更不要回忆过去发生的事情，一切都是从“零”开始认定“我会成功”。有了心理基础，再得到妻子的同情与谅解，双方共同努力，就会有满意的结果。

有恐惧心理的男人，要改变原有的手淫习惯，平时，更不要服用广告上所介绍的什么“补肾”、“壮阳”、“强精类”的药品，因为，服药如果不对症容易适得其反。如果真是有病也应该到正规医院求治，不要怕羞，勇敢地求医，树立信心求得健康。

（2）性交与头痛 平时健康的男人，因性交而产生头痛，这在日常生活中并不少见。多数人的头痛是偏头痛，也有人发生在颈项部牵连前额痛。一般情况下，多是由于情绪紧张造成的，我们说性生活时应该精神放松，此时，不要再考虑工作、学习和其他事情而分散精力。本来在性交过程中心律快、血压也略有升高，有人形容性交是体力劳动，此时如果再加上紧张的情绪就会出现头部暂时性小血管收缩而有头痛的症状。另外有些男人喜欢在酒后过性生活，其实酒精是抑制剂，它可以干扰性兴奋和反射的传递，尤其是一些酒精含量高的烈酒，也容易引发头痛。另因工作较累身体疲倦，如果再过性生活也易出现头痛。有人头痛出现在性交后的次日，这与性交的频度可能有关，适当控制注意休息可以得到解决。

假如，平时就有神经系统疾病的人或有颈椎病者，出现性交时和性交后头痛的发生率就更高。它可能是因为肌肉强直和颅压的改变带来血管功能变化的结果。有神经性头痛的人在性交前如能服用一次常用的止痛药，可避免出现性交后头痛。

总之，性交头痛要因人而异，尤其是有些慢性病的人更应注意身体情况，像酒后和吸烟后性交的习惯是不好的，长时间还会引发性功能障碍，和性恐惧心理。

126 男性性生活卫生

夫妻性生活要求是和谐的，健康的。和谐指的是双方的协同合作，决不能是一方情愿，要互相配合才能达到满意的结果。健康本身包含着卫生和科学的意义。健康又包括心理健康和生理上的健康，做到这点就该了解如何防止性器官发生疾病。

有关男性性器官卫生，关键是自身保护和不给对方带来影响。男性也应该养成每日清洁下身的习惯。由于阴茎皮肤皱褶多，汗腺多，尤其是常穿紧身裤或化纤内裤时，汗腺、残留尿液、排泄物、同房后遗留的女性分泌物等均会造成病原体的滋生，这不仅容易造成本人的感染，也容易给对方带来疾病。

包皮过长的男人特别在清理阴茎时，应把包皮翻起，洗去包皮垢，确保阴茎、龟头都应是干净的，一旦发现外阴有炎症或一些症状出现则应停止性生活，还要及时找医生检查，需要治疗的就应治愈后再过性生活。

新婚夫妻更应防止“蜜月病”，实际上就是双方的泌尿系感染，由于新婚期容易兴奋和疲倦是容易生病的时机，所以要倍加注意个人卫生。至于经期卫生、妊娠期性卫生等都在另节中讲述，这里只提醒男士，性生活要节制，不可放纵，不顾对方的健康而一味追求个人的性欲满足。

127 避孕套与性功能

避孕套是一种避孕工具，特点是效果好，使用方便，在国外深受人们欢迎，但在国内使用率仍较低，有人觉得使用时有异物感，对性感有影响，其实这属于习惯问题。再加上现在的避孕套质量较好有超薄型透明避孕套就能克服上述缺点。有较好的传感性能，市场上还有些带有颗粒的螺纹型的新品出现都有增加性感的作用。

使用避孕套好处很多，它不仅不影响性功能还有人使用避孕套克服了射精快的问题。老年人使用稍小直径的套还有轻度止血带作用，而有助于勃起时间延长。避孕套既能避孕更能防病，尤其是性传播疾病，它还可以克服少数女性对精液过敏的反应。有一部分不孕症患者是由于免疫抗体引起的，因为精子是一种抗原当进入女性体内而产生抗精子抗体，这种抗体能杀死精子而造成不孕。当使用避孕套3个月以上，由于精子不再直接接触女方，使其体内抗精子抗体逐渐消失，在半年以上去除避孕套性交，就可使女方受孕，是一种简便易行的治疗免疫性不孕症的方法。在女方哺乳期内要避孕使用避孕套是最好的选择，它避免了使用药物避孕带来的副作用。

个别男性戴避孕套后出现过敏，阴茎头发红、痒、痛。此时可用温水冲洗，擦干后涂肤轻松或氢化可地松软膏，服用扑尔敏（氯苯那敏），每次1片（2.5mg），一日3次，一般5~7天后上述症状逐渐消失，不会影响以后性生活。但不宜再次使用避孕套，可改用其他避孕措施。

第二节　女性性健康

128　女性性生理、性心理特点

(1) 性生理特点　在婚前对接受婚前保健的对象进行必要的性健康教育，有利于提高他们的婚姻质量。许多资料表明，婚后的生活质量与新婚时期的性生活质量相关。女性性健康主要指与性生理和性心理均处于正常状态。

医生可以通过讲解男、女生殖器官的解剖与功能，介绍有关两性性生理活动的科学知识。

1）性生理活动是由性心理所驱动，在神经、内分泌和生殖系统健康协调的情况下进行的。要在性生活中充分发挥性功能，必须具备以下几方面的条件：健全的神经、内分泌调节系统；适量的性激素；正常的性器官；必要的性刺激。

2）人的一次健康而完整的性功能发挥过程，可分为四个紧密衔接的阶段，包括：兴奋期、持续期、高潮期、消退期。也称为性反应周期。

3）男女性反应存在着差异　男强女弱、男快女慢是男女性反应的基本差异；两性对各种性刺激的敏感度并不一致，性的想象和视觉刺激是对男子的有效兴奋剂，而女子对触觉、听觉的性刺激比较敏感。动情部位男女亦有异同：男性最敏感的部位集中在外生殖器及其附近，尤其是阴茎头部特别敏感。女性动情部位分布较广，阴蒂、阴唇、阴道及其外口周围、会阴、大腿内侧以及臀部、乳房、唇、舌、脸颊、甚至耳朵、颈项、腋部、腹部等，都可成为性敏感地带，但以阴蒂最为敏感。

（2）性心理　性心理指围绕着性征、性欲和性行为而展开的心理活动，是由性意识、性感情、性知识、性经验和性观念组合而成的。婚前女性除需作好一些诸如取得法律保障、具备物质条件，制订家庭计划（包括家庭组成的规模、经济管理安排，生育计划等）、婚礼或蜜月旅游计划外，还需要做好心理上的准备。心理上的准备对婚后生活具有重要意义。

临床上一部分结婚多年未孕的夫妇，实际上生殖系统并无异常，而是由于女方初婚时心理上恐惧，从而精神紧张，两腿并紧，全身强直，甚至发生阴道痉挛，以致婚后多年并未经历性交；此外，由于女方性冷淡、缺乏性高潮等或男方心理过分紧张、对自己性功能有疑虑或对女方不信任等，致使男方发生阳痿或不射精，尤其是初次性交的不良刺激，常会造成长远的影响。性心理异常主要表现在：性幻想、性焦虑、性羞涩、性耻辱、性罪感、性禁忌、性紧张、性嫉妒等。

129 常见性心理异常

（1）性焦虑 性焦虑是指对性行为产生焦急、忧虑和不安的情绪状态，同时还伴有心悸、出汗等自主神经紊乱症状和肌肉紧张、运动性不安。此时出现的心跳加快、出汗等现象与性行为本身产生的生理反应不同，因为它带有明显的不快与无奈。大多数情况下，性焦虑者均具有正常的性兴奋和性高潮反应，并且也有性的欲望。只是由于焦虑反应使他们不能满意地完成正常的性交，或者是为了避免焦虑而减少性交活动。

一般认为：性焦虑的产生多与性知识缺乏有关，儿童期过严的禁欲教育、婚前对性知识的无知，担心处女膜问题、害怕妊娠等都是引起性焦虑的重要原因。此外，不合法的性行为，性交场所不安全、不隐蔽也可导致性焦虑。初次性交不成功等均会导致今后性焦虑的发生。

（2）性羞涩 性羞涩即与异性接触时表现胆怯、迟疑或退缩，特别是在性接触时。性羞涩可以用来抑制性放纵的欲望，并使其控制在一定范围，使两性活动达到应有的限制。性羞涩的外部表现为：脸红、口拙、低头、用手或衣服掩盖身体。性羞涩的内部表现：心理的烦乱、对情欲的向往和回避。性羞涩是女性美不可缺少的一部分，但是如果过于羞涩就会影响性生活。对异性的主动表现产生恐惧心理。

性羞涩主要见于未婚少女和新婚妇女，其产生与社会文化有关。在现代社会，男女双方都可主动与异性接触，对异性的兴趣坦率表达，性羞涩的现象已明显减少，但自卑感严重，或对性活动存在疑惧心理的人，仍可出现性羞涩。性羞涩可导致性交失败，进而引起性功能障碍。及时采用行为矫正等心理治疗对消除性羞涩有良好的效果。

(3) 婚育指导 （常性的使用不要怕羞，勇敢地求医，树立信心求得健康。夫妻同时治疗婚前性知识贫乏；新婚时担心处女膜是否完整，错误地受传统影响，认为它是女子贞洁的标志，以及害怕意外妊娠，都是产生异常性心理的重要原因。另外一些情景性因素也能影响性心理。

1）通过婚前性咨询和性健康教育，包括性心理教育十分重要。提供一些相关的男女生殖系统解剖、生理知识及必要的性心理知识。要让准备结婚的青年男女感到，性生活是一种乐趣，不是负担，是人类的一种自然功能，每个人都能自然进行，不必过于焦虑。帮助克服对性的偏见，消除心理上对性的阴影，正确了解性知识，解除各种疑虑、恐惧和紧张可以避免或减少婚后性生活障碍。

2）结合婚前体检，排除某些对生理问题的错误认识。

3）告知一些性生活的技巧，提高性交的兴趣。

4）寻求心理咨询。

130 性功能异常

新婚期性欲抑制多半是由精神因素造成的。例如有的新娘对性行为有不正确的观念，认为性行为是淫荡、下流、不洁的，使大脑的性欲中枢兴奋受到抑制；有过创伤性经历和性内疚情绪，性生活的自由性受到过伤害；害怕妊娠，性交疼痛，对性生活产生恐惧和抑郁心情等；另外有一些人为结婚而采购物品、装饰新房、准备婚礼而日夜操劳，累得筋疲力竭，从而压制了性的欲望；还有性生活处境欠佳，外界因素干扰了性生活的意境等。

此外，几乎所有的慢性疾患都可能抑制性欲，如慢性肝炎、慢性肾功能衰竭、甲状腺功能减退、睾丸或卵巢病变等，其机制是疾病影响了神经、内分泌功能，降低了血液中的性激素水平。服用某些药物也会使性欲抑制。

除了疾病和药物等器质性因素引起的性欲抑制外，多数的性欲抑制都可以采用精神疗法。也就是要克服、排除影响性生活正常进行的某些不正确观念、意识、态度和行为，消除各种致病的精神因素，培养夫妻间的和谐性生活。

（1）性欲低下　指女性结婚3个月以后出现明显的对性生活的要求减退或完全缺乏，使性生活的接受能力与性反应能力都出现降低的表现。本症的原因大多数主要是精神心理因素所致，如性观念异常，认为性行为是下流的、肮脏的，对性行为有鄙视心态；有的夫妻感情不和，对性生活有敌视、厌烦；有的害怕传染病或怕妊娠；因性交疼痛而对性生活存在恐惧心理；有的对精液过敏而惧怕性生活，有的发现丈夫有不良行为怨恨在心；有的因为住房紧张、拥挤，环境影响，工作压力重，思想压力大，而又不善于调节自己，抑制性欲，久而久之都会引起女性性欲减退或性功能减退。

其次药物也会导致性欲减退，常见的药物：安体舒通（螺内酯），利血平（利舍平），肾上腺皮质激素，口服避孕药，催眠药，治疗精神病的某些药物如氯丙嗪、奋乃静等。某些疾病也会引起性功能减退，例如先天性卵巢发育不良，卵巢功能早衰，慢性肝炎，肝硬化，各种妇科炎症，子宫下垂等。

女性发生了性欲减退症，可能发展为性厌恶，应及时进行治疗和咨询。除了针对性地进行心理治疗外，也可以在医生指导下服用提高性欲的药物，例如尼尔雌醇、己烯雌酚、甲睾酮等。

(2) **性交疼痛** 是指性生活时女性阴道局部或下腹部疼痛。多由于男方操之过急，动作粗暴或女性生殖器局部病变引起，严重时往往出现不能性交。性交疼痛与阴道痉挛常常互为因果关系，如不积极治疗可形成恶性循环。多数性交疼痛是由于消极条件反射及焦虑情绪引起。应根据发生的原因进行相应的处理。

(3) **阴道痉挛** 性生活时阴道口或阴道周围的肌肉产生强烈和持续性收缩，使阴道口及阴道狭窄，阴茎无法插入或插入后不能抽出。这是由于精神紧张恐惧，新郎急于求成或由于疼痛，阴道产生反射性防御性紧缩所致。严重时性交根本无法完成，甚至连常规妇科指诊也无法进行。在婚检中有时可以见到由于紧张无法进行常规妇科指诊的女青年，对这些人首先应从心理上解除其紧张情绪，否则会在新婚时发生阴道痉挛，导致性生活失败。阴道痉挛发生后新娘首先应缓解紧张的情绪并可用手按摩会阴部、大腿内侧和下腹部，这将有助解除痉挛，并可同时服用镇静剂。

(4) **性感觉异常** 性感觉异常属性功能紊乱。主要表现为性冷淡、缺乏性高潮、性欲亢进。

1）性冷淡 造成性冷淡的原因有几种：错误的传统观念对女性产生性冷淡有重大的影响；夫妻感情不和谐，长期性生活缺乏；住房条件差长期性生活紧张不能放松；恐惧妊娠；内分泌紊乱；长期被慢性疾病困扰等均可导致性欲低下性冷淡。每个人性冷淡的原因不同，积极找出原因，针对性解决是最好的治疗方法。

2）缺乏性高潮　指性快感减弱或消失，是心理和生理兼而有之的原因。有资料统计10%～15%的女性一生中从未有过性高潮。缺乏性高潮主要有几种原因：大多数主要是精神心理因素所致（与前述性欲低下的原因基本一致）；其次是由于夫妻间性兴奋不协调不同步；疾病也可以导致性高潮缺乏。缺乏性高潮的治疗方法：首先要排除导致抑制性高潮的心理因素，夫妻间不断交流性生活的感受，逐步使性高潮达到一致，积极治疗影响性生活疾病，尽量改善居住条件。

3）性欲亢进　是指有些女性具有强烈的不能自控的性要求。性欲亢进常常是病态的表现，包括精神变态、精神疾病、也可以是长期抑制后的爆发性宣泄、某些疾病，如分泌型卵巢肿瘤引起性激素分泌过高等。女性性欲亢进的治疗以心理咨询、精神治疗为主。由疾病引起的，以治疗原发病为主。

131　如何保持性健康

对性生活要有正确的认识。在夫妻性生活中，单方面不满意或双方满意程度下降及偶然出现的不满意是常有的事，不必大惊小怪。只要夫妻间积极纠正，增加双方的主动配合，性生活很快就会得到恢复。一旦性生活失去和谐，或者一方出现障碍，切不可争吵、抱怨、甚至怀疑、侮辱对方。那样只能增加双方的心理负担，对解决问题毫无意义，要认识到心理因素与性生活的和谐有密切关系。

不论男女，也不论青年、中年、老年，性要求与性行为都是正常的心理现象，这是人的权利和自然本性，也是夫妻生活中不可缺少的内容。在性生活方面也应破除“男尊女卑”的不平等观念，不管男方还是女方，都有表达性欲的权利，均可采取主动，如果女方在支配性生活中占主动地位时，对双方获得满意的性生活很有益处。因此，不论哪方都不必回避性，也用不着内疚和羞耻。

第三节　新婚期常见疾病防治

132　泌尿系感染

女性尿道短而直，未婚女性尿道口有大小阴唇遮盖保护，新婚使女性尿道口周围的天然屏障受到破坏，性生活使尿道粘膜受到损伤，为细菌的入侵打开方便之门，同时由于尿道与肛门的距离很近，肛门处的细菌很容易入侵尿道。外阴有许多皱褶，分泌物积存，常有细菌潜隐，新婚蜜月性生活频繁，尿道口粘膜受损，双方若不注意性生活卫生，加之蜜月期夫妇双方劳累，身体抵抗力减弱，细菌乘虚而入，容易引起泌尿系感染。由于感染多发生在新婚蜜月期间故亦称“蜜月病”。另外，月经期性交或习惯大便从后往前擦拭者，尤其会增加泌尿系感染机会。最常见的是尿道炎、膀胱炎、肾盂肾炎。

（1）临床表现及处理　新婚之际，出现尿痛、尿频、尿急症状，有时可见到血尿。重者伴有发热及全身不适症状。出现泌尿系感染症状应及时到医院检查化验，积极彻底治疗，以免病情迁延或复发。

（2）保健指导 养成每日清洗外阴和换洗内裤的习惯；清洗外阴，顺序应由前向后，不要用肥皂，不擦洗阴道，以免破坏阴道内的乳酸杆菌；男性清洗水温不宜过热，要将包皮翻开洗净包皮垢；性生活后双方应排尿，将进入尿道的细菌排出；不宜穿化纤内裤和紧身裤；性生活有节适度，以次日不感疲惫为宜；患病期、月经期禁忌性生活。

133 生殖道损伤

（1）男性生殖道损伤

1）包皮系带损伤 往往是由于原有包茎或包皮有炎症，在性交时急躁而被撕裂，轻者应停止性生活，口服几天抗生素即可，重者血流不止需到医院缝合治疗。

2）阴茎折断 是由于暴力撞击或弯折所致，主要是海绵体和纤维膜破裂，会剧烈疼痛、阴茎变软和内出血，需手术治疗，更需预防，即同房动作要温柔协调。

（2）女性生殖道损伤 性交用力过猛会造成女性生殖道裂伤，常会伤及阴道壁、结缔组织甚至伤及直肠、膀胱等邻近器官，可能发生大出血、休克、感染或败血症等，重者会死亡，故一定要立即送医院。

134 性生活意外

（1）房事晕厥 性生活时突然出现晕厥现象，多见于体质虚弱、贫血、精神高度紧张的新婚夫妇。这是由于紧张、焦虑引起全身周围血管扩张，脑供血不足而出现的，表现为面色苍白、意识丧失，休息后可以恢复。处理方法是立即停止性生活，将头偏向一侧平卧，下肢稍抬高，用拇指尖用力按掐人中、十宣穴，并迅速送医院查明原因积极治疗。

(2) 房事出血 有人初次性生活，处女膜破裂出血较多，应立即用云南白药撒在创面，后填塞干净的纱布以压迫止血，或用纱布垫置后用手指压迫出血处，若出血不止，应到医院检查治疗。

(3) 精液过敏 性生活后新娘外阴奇痒刺痛，阴唇充血，出现荨麻疹，阴道分泌物增多，约 2 小时后消退。应立即用清水洗外阴与阴道口，口服扑尔敏。以后性生活用避孕套，避免女性接触精液。

第四节 新婚避孕

135 新婚避孕原则

新婚避孕咨询是新婚保健服务中的重要内容，通过面对面的交谈，提供避孕方法的信息。使新婚夫妇在充分了解和掌握科学知识的基础上，知情选择适合自己的避孕方法，提高避孕的效果，防止意外妊娠，保护妇女生殖健康。有关统计表明，如果新婚夫妇不采取避孕措施，一个月内会有 1/4 受孕，半年内会有 1/2 人受孕。所以，婚后近期内不打算生育者，采取避孕措施是非常必要的。

针对新婚阶段生理和心理特点选择避孕方法。新婚妇女处女膜口小而完整，尚无破裂，阴道粘膜弹力较差；首次性交女方带有羞涩和恐惧紧张的心理，可以引起阴道痉挛造成性交困难；新婚夫妇性交次数较频繁。男方更易冲动，若避孕方法选择和使用不当会导致避孕失败。

一般来说，新婚避孕的原则是：高效、简便、不影响性生活；停用后短期内即可恢复生育；不影响下一代的健康；根据本人的年龄、健康和月经史等综合因素合理选用。

136 避孕方法选择

指导婚后近期不打算妊娠的夫妇时，要提醒他们决定婚期时要想到避孕，建议婚期最好安排在排卵后的“安全期”。告诉他们什么是“安全期”，帮助他们推算，如月经周期正常者，排卵日多在月经中间，一般排卵后11～16天来月经。推算安全期，就是要避开排卵期，新婚时由于双方心情比较兴奋，不排除意外排卵的可能性，所以最好将婚期选在排卵后，即月经前一周，新婚数天后女方来月经，此时停止性生活也有利于双方适当休息，恢复体力。

（1）新婚之夜避孕 新婚之夜，女方处女膜未破裂，阴道较紧，男女双方也较紧张，为避免因怕妊娠等心理影响性生活，建议选择方法：

1）口服短效避孕药，必须在新婚的当月月经来潮后就开始服用。

2）如果婚期是在排卵前期或排卵期，则可在新婚前夜加服一片探亲避孕药。服用前一定要仔细阅读说明书，其避孕效果不如口服短效避孕药，不适合长期服用，否则会引起月经不调。在婚后第二个月应改用短效口服避孕药或其他的方法。

3）选择避孕药避孕一定要注意避孕药的禁忌证，若对象有禁忌证如神经性症状的偏头痛、中至重度高血压等不能

服用此药，建议此类人群新婚之夜安排在女性的“安全期”，再加避孕药膜也是一种较为安全的方法

（2）**婚后短期避孕** 首选女用口服短效避孕药，服用避孕药最好从婚前一个月开始，来慢慢适应其不良反应。待女方阴道较易扩张后还可采用避孕套、外用避孕栓，其他外用避孕器具。

（3）**婚后较长时间（一年以上）避孕** 除可选用各种外用避孕药具，亦可女用口服短效避孕药，夫妻分居两地者可用探亲避孕。

（4）**再婚后不准备生育或初婚后要求长期避孕者** 应选用长效、安全、简便、经济、稳定的避孕方法，如宫内节育器。

（5）**患终生不宜生育疾病的新婚夫妇原则上应采取绝育措施**。

（6）**紧急避孕** 在避孕实施过程中偶然没采取避孕措施或使用避孕方法中发生失误，如避孕套破损或滑脱在阴道内等，应立即采用紧急避孕措施，对于新婚夫妇可用紧急避孕方法。应提醒新婚夫妇的是紧急避孕仅是一种临时性的措施，切不可作为常规的避孕方法。一般每月只能服用一次，并且有2%的失败率。

137 新婚期不宜选择的避孕方法

（1）新婚之夜，女性处女膜口小尚未破裂，阴道粘膜弹力较差，阴道隔膜、宫颈帽等较难置入，不易放准部位，为减少刺激，故新婚期不宜立即采用避孕套或外用避孕药具。

(2) 因新婚期体力消耗较大，精神上易于激动，女性性中枢兴奋性高，常会打乱正常的排卵规律，易发生额外排卵，不宜使用安全期避孕。

(3) 婚后短期避孕者，为了不影响后代的健康，不宜用长效避孕药。因女用长效避孕药或男用棉酚避孕药，停药后生育力恢复缓慢，甚至难以恢复。

(4) 由于缺乏经验，男方易冲动，不易控制射精，不宜用体外排精方法。

(5) 未生育者，不宜使用宫内节育器。因宫颈较紧不宜放置宫内节育器，另节育器对子宫内膜刺激可能产生炎症。

138 口服避孕药指导

短效口服避孕药是我国最早开发，使用较多的一种避孕方法。避孕药以其成分的不同又分为单纯雌激素、雌孕激素复方及单纯孕激素三类，现今广泛使用的是低剂量的雌孕激素复合的避孕药，如避孕药1号、2号、0号、18甲基炔诺酮（短效18甲）、三相片、妈富隆、敏定偶等。

(1) 短效避孕药的特点 短效避孕药具有：①避孕效果最高可达99%；②在体内蓄积时间短，停药后生育力即可恢复，所以特别适合未婚、新婚或短期避孕者采用；③口服避孕药还对子宫和卵巢恶性肿瘤的发生有保护作用；④可使月经周期规律，经期缩短，经量减少，减轻痛经；⑤防止宫外孕的发生；⑥减轻或治疗痤疮及不影响性生活等优点。

(2) 适应证和禁忌证 凡要求使用激素避孕的女性均可使用。但可疑妊娠，急、慢性肝、肾、内分泌疾病，严重高血压及心血管疾病，血液病，胃肠吸收不良，呕吐或腹泻，月经稀发，量少，常有闭经或正在服用与避孕药有相互影响的药物的人不宜使用。

(3) 短效避孕药的种类及使用方法

国内常用短效口服避孕药

名称	剂量		剂型	用法
	雌激素含量（mg）	孕激素含量（mg）		
1. 复方炔诺酮片（口服避孕片1号）	炔雌醇 0.035	炔诺酮 0.625	白色片	月经来潮第五天开始服用，每晚睡前服1片，连服22天，避孕一个月停药后2~3天来月经，从月经第五天再开始同样方法服药（详阅服用说明）
2. 复方短效甲地孕酮片（口服避孕片2号）	炔雌醇 0.035	甲地孕酮 1.0	黄色片	
3. 口服避孕片0号	炔雌醇 0.035	炔诺酮 0.30 甲地孕酮 0.50	蓝色片	
4. 复方短效18-甲基左炔诺孕酮片	炔雌醇 0.030	18-甲基左炔诺孕酮 0.15	淡黄色颗粒	
5. 左炔诺孕酮三相片			三色片	经后第五天开始，
第一相（1~6片）	炔雌醇 0.030	左炔诺孕酮 0.050	黄色片	1~6天服第一相
第二相（7~11片）	炔雌醇 0.040	左炔诺孕酮 0.075	白色片	7~11天服第二相
第三相（12~21片）	炔雌醇 0.030	左炔诺孕酮 0.125	棕色片	12~21天服第三相

续 表

名 称	剂量 雌激素含量（mg）	剂量 孕激素含量（mg）	剂 型	用 法
6. 复方去氧孕烯片（商品名 Marvelon 妈富隆）	炔雌醇 0.030	去氧孕烯（地索高诺酮）0.15	白色片	月经来潮第一天开始服用，共 21 粒，停药 7 天后再开始服用第二周期的药，不管月经是否来潮
7. 复方孕二烯酮片（敏定偶）白色片（1～21 片）红色片（7 片）	炔雌醇 0.030	孕二烯酮 0.075	双色片	月经来潮的第一天开始服用，服完白色片 21 天，接服红色片（无活性）7 天，无论月经是否来潮，于第二天再开始下一周期
8. 复方环丙酸孕酮片（达因 35）	炔雌醇 0.035	环丙酸孕酮 2.0	白色片	同妈富隆

(4) **常见的副作用** 有的人在服药后有轻微副作用，在停药后可自行消失，反应重者应对症处理。常见的副作用有：①类早孕反应；②阴道出血：少量点滴、多量突破性出血；③月经变化：经量减少、经期缩短、闭经；④神经系统症状：

头晕、头痛、嗜睡、乏力。

为减少副作用，晚饭后或睡前服药。在服药期间，如出现少量阴道出血，可同时每日加服炔雌醇1～2片，直到随同本次月经周期的22片避孕药服完为止。

（5）口服避孕药保健指导

1）使用避孕药前应进行咨询，排除是否妊娠，是否患急、慢性肝、肾、内分泌疾病、严重高血压及心血管疾病、血液病，或有胃肠吸收不良、呕吐或腹泻、月经稀发、量少等情况。

2）服用前应详阅服用说明，严格按规定服药。如果服用的周期没有继续性生活，也仍需将本月避孕药服完。切记不要漏服、迟服、错服或中途换药，否则易造成避孕失败或干扰月经周期。

3）漏服1片立即补服1片后继续服。若在月经周期两周内漏服2片，应连续两天服2片；若漏服2片以上，应同时加用另一种避孕方法，以取得附加保护作用；停服7天后未来月经应检查是否妊娠，如未妊娠，可继续服下个周期的避孕药。

4）使用某些影响避孕效果药物，或发生呕吐腹泻等情况会影响药物吸收，应改用或加用其他避孕方法，如避孕套，外用避孕药等。

5）妥善保管避孕药，受潮、变形、破损的药片不可服用。

6）初次服用避孕药及服药1年以上均应定期到医院进行检查，随访。

7）出现下列情况应停药　怀疑妊娠；血栓栓塞性疾病，

肠系膜及视网膜 或心肌缺血等；视觉障碍、眼球突出、复视；视盘水肿、眼部血管病变；剧烈不明原因头痛或偏头痛；出现高血压及黄疸。

139 口服避孕药相关问题解释

（1）关于服用口服避孕药引起发胖 目前新型的口服短效避孕药的激素含量都很低，一般不会导致体重增加。少数女性可能出现体重略有增加的现象，但增加的重量一般不会超过2公斤，停药后体重一般会下降。

（2）关于服用避孕药推迟月经周期 从科学的角度讲，一般并不主张用任何方法随意改变女性的月经周期，但是在确实需要的情况下，可以用一些短效口服避孕药，如妈富隆等来调整月经周期。这类药物是通过低剂量的雌激素和孕激素抑制排卵，增加宫颈粘液稠度，使子宫内膜变薄，不脱落，而达到推迟月经的目的，在停药期才出现“月经”。要注意的是在临近月经来潮的前几天才开始服药往往达不到延迟月经的目的。

（3）关于避孕药与肿瘤 目前看来，口服避孕药不仅仅有避孕作用，而且对卵巢上皮癌、卵巢癌、乳腺的良性肿瘤等的发生都有抑制作用。有资料显示，经常服用避孕药的女性上述癌症的发生要比非服药者低得多。

（4）关于避孕药服药时间 目前的短效口服避孕药剂量小，副作用少。在体内药效维持时间大约在24小时左右。所以服药时应注意服药时间要相对定时。要避免有时早晨服药，有时晚上服药，使两次服药间隔时间过长或过短。以减少点滴状出血的副作用。

140 避孕套使用指导

避孕套（也称安全套）分男女，由于女性避孕套在国内没有普遍使用，此书中提及的避孕套系指男用避孕套。避孕套由乳胶橡皮薄膜制成，性交时套在阴茎上，收集射出的精子，以物理屏障方法阻止精子于宫颈口以外，使精子、卵子不能相遇，从而达到避孕的目的。

（1）使用避孕套的好处

1）安全、简便，无副作用，价廉易得。若坚持正确使用，有效率可达到90%以上，如使用不当，失败率可高达20%。

2）是一种卫生的方式，有助于预防乙型肝炎以及艾滋病等性传播疾病，并能防止包皮垢与宫颈接触，预防宫颈癌。

3）有助于男性参与，增加男性责任感。

（2）避孕套的使用方法 应该指导婚检对象双方正确的使用方法和失败后的补救措施。正确使用的步骤是：

第一步：选择新的确保质量的避孕套，注意有效日期，选择适合型号。

第二步：拆开包装取出避孕套，注意不要用牙咬，防止剪刀或指甲撕破、划破避孕套。

第三步：捏瘪避孕套前方的小囊，排出空气，为储留精液留出空间。

第四步：性生活开始前，阴茎勃起后戴避孕套，注意避孕套卷边向外。将避孕套由龟头向阴茎根部边套边展开，直套至阴茎根部。

第五步：射精后，在阴茎未软缩之前用手捏住避孕套口边缘，使之与避孕套一起退出阴道。

第六步：用卫生纸保住避孕套，从阴茎上退下，检查避孕套小囊内是否有精液，避孕套是否破裂。

第七步：打结，用纸包好，扔弃到垃圾袋或焚烧。

第八步：在使用过程中尽量避免手接触分泌物，结束后应清洁洗手。

第九步：若避孕套破裂，女方应立即蹲下，尽量排除精液。向医生求助，采取紧急避孕措施。

(3) 注意事项

1）使用男用避孕套需对方配合，不适用于阴茎不能勃起状态及男方不合作者。

2）每次使用一个新避孕套，选择适合的型号（包装盒上标注称宽度，为避孕套开口端周长一半大小，52±2mm为中号，一般从中号开始试用）。不要使用过期、变脆、粘连或破损的避孕套。

3）使用男用避孕套后，个别人出现阴茎胀痛，是乳胶过敏，可用温水清洗阴茎后涂肤轻松软膏、服扑尔敏，应改用其他避孕方法。有个别女性阴道发痒、红、肿，是对避孕套上的硅油过敏，可改用不含硅油的避孕套或使用其他方法避孕。

4）避孕套保存时勿受热、受潮，放置阴凉处，避免接触油脂及樟脑；使用时如需加用润滑剂，应选用水基润滑剂，不能使用油基的，如凡士林、婴儿油、护肤霜等。

5）避孕套在医疗保健机构及计划生育机构可免费获得。在一般的医药商店也可购买。

6）采用过小、过期或使用次数过多的避孕套性交，容易发生破裂，有可能意外妊娠。所以，性交时发现避孕套破裂或滑脱，应立即采取紧急避孕措施。为防止意外妊娠，使用避孕套的夫妇最好准备紧急避孕药，以备急需。

141 其他避孕药具应用

（1）阴道隔膜

1）使用前需由医生配置型号，接受使用方法及放入、取出的培训和完善的指导。

阴道畸形、过紧、阴道壁膨出、子宫脱垂不宜使用。

2）泌尿生殖道感染者不宜使用；使用中发现泌尿生殖道感染症状应及时停用检查。

3）掌握正确的使用方法，坚持每次使用，使用中发现月经过期及时进行检查。

4）性交后6～8小时取出，置入后，在体内存放不宜超过24小时。

5）型号不合适或放置不当，双方会感到不适并影响避孕效果。

（2）子宫帽

1）遵守放、取常规，必须每次性交前半小时放置，性交后8～12小时取出。

2）在宫颈帽内加入杀精剂，并应注意放置到帽腔的1/3～1/2部分。

3）发现宫颈帽位置移动，应到医院检查。

4）安放子宫帽的技巧不易准确掌握，尚难推广。

（3）阴道海绵药栓

1）放入前海绵塞凹面加水1小勺（3～4ml），以激活杀精剂，同时海绵塞又具有阻挡精子的作用，可以提高避孕效果，性交前放入阴道深部，其凹面对准宫颈口，24小时有效。

2）性交后6小时取出海绵弃去，一个海绵只能用一次。

3）房事后不足6小时取出或放置不准，放后脱出，应及时采用事后补救措施。

4）个别人有过敏反应，出现阴唇红斑，应停用，抗过敏并改用其他避孕方法。

5）出现发热、腹泻及时就医检查。

（4）外用避孕药栓（膜）

1）避孕药栓是一种杀精剂，作用机制是杀伤精子使其失去活力，阻止精子进入子宫或失去受精能力。其主要成分是壬苯醇醚。

2）药物要放到阴道深部，剂量足够，放置5～10分钟，待药栓溶化后再行房事。

房事后女方应仰卧15～30分钟，6小时后方可阴道冲洗。

3）外用药栓在阴道内溶化后对阴道有润滑作用，壬苯醇醚还有清洁阴道的作用，可预防某些性传播疾病。

4）经常使用可增加泌尿系统感染的几率，一旦发生应暂停使用栓剂，改用其他避孕方法。

5）严重阴道炎、宫颈炎、子宫脱垂者不宜使用；对杀精剂过敏者禁用。

142 自然避孕法应用

自然避孕俗称安全期避孕法，指不用药物、工具或手术方法，利用女性月经周期中不易受孕期（安全期）性交，在易受孕期禁欲，达到避孕的目的。WHO 将此方法称为：周期性禁欲。

（1）避孕机制 人类精子进入女性阴道后通常能够存活 1～3 天，卵子从卵巢排出后 24 小时内有受精能力，基于精子和卵子的这个生理特点，可将女性月经周期分为："易受孕期"（俗称：危险期）和"不易受孕期"（俗称：安全期）。排卵日的前 5 天和后 4 天（共 10 天）为危险期；其他时间为月经期和安全期。在危险期（易受孕期）内禁欲，在安全期（不易受孕期）内性交，使精、卵不能相遇，即错开了精卵受精的机会，以达到避孕的目的。

（2）种类 目前常用方法有：

1）安全期计算法 按月经周期推算，先推算出下次月经来潮的时间，再计算出排卵日期，确定安全期。月经规律的妇女排卵日多是下次月经前 12～16 天之间，平均为第 14 天。排卵日的前 5 天和后 4 天为易受孕期（危险期），除易受孕期，月经期以外的日子均为安全期。推算可在日历表上记录，又称日历法。

2）基础体温测量法 卵巢功能正常的妇女其基础体温呈周期性变化。排卵前基础体温较低，排卵后基础体温升高，幅度在 0.2～0.5℃。测量方法：每天早晨醒后不讲话、不活动，立即测量体温并记录在坐标纸上。每天的坐标点相连形成一条体温曲线，就可以推算出排卵日。

3）宫颈粘液观察法　在雌、孕激素的作用下，宫颈粘液分泌的量和性状在月经周期中呈周期性变化。月经后到排卵前，宫颈粘液由少渐多，至排卵日前后分泌液量最多，清亮呈蛋清状，可拉成6～10cm的长丝，在显微镜下观察，粘液呈羊齿状结晶。粘液量最多，最清亮，拉丝最长这天称为“峰日”。峰日的前后48小时之间是排卵期。排卵后宫颈粘液分泌量开始减少，拉丝度降低，粘液变粘稠，羊齿状结晶消失。由于这种粘液的变化，女性在月经周期中阴部有干燥→潮湿→湿润→潮湿→干燥的变化过程，湿润感最明显的一天就是“峰日”。宫颈粘液观察法是从阴部有潮湿感的第一天开始一直到“峰日”后的第三天止。使用这种方法也要每天做记录，不能只凭一天的感觉就确定“峰日”。

3）尿液测定法（LH测定法）　利用测排卵试纸，快速、准确地测定尿LH。经观察女性在尿LH阳性后的14～28小时内发生排卵。本法要求从预测下次月经来潮前17天开始检测，每个月经周期中需连续测试5～7天，直到发现阳性结果。在LH阳性的前3天和后5天内为易受孕期。

（3）注意事项

1）自然避孕法的优点是不使用任何避孕药物，工具或手术，不干扰身体的正常生理周期，也无不良反应。但是因个体差异较大，影响因素较多，所以避孕失败率较高。

2）自然避孕法不适于新婚避孕，可用于月经周期规律，性生活规律，掌握安全期计算方法的夫妇。

3）准备使用自然避孕法的夫妇，在使用前应经过专业医生的培训，掌握正确的使用方法，也可结合工具一起使用（在接近排卵期或不确定的情况下使用工具）。

143 紧急避孕指导

紧急避孕是通过服药或使用宫内节育器的方法，防止胚胎着床而避免意外妊娠发生，是常规避孕方法的一种补充。避孕的原理是一次性应用大剂量的激素抑制排卵，达到避孕的目的。它适用于无保护性交和各种避孕方法失败。告知新婚夫妇在无保护性交或避孕失败后，及时采取紧急避孕，避免意外妊娠是很有意义的。但部分夫妇存在着一些的错误认识，认为紧急避孕药简便，一次服用，可以达到避孕的目的，所以反复服用，而忽视了常规的避孕。

（1）方法选择

1）无保护性交后72小时内：①口服左炔诺酮0.75 mg（商品名有：毓婷、惠婷、安婷、诺爽、保士婷等），12小时后重复1次；②雌－孕激素（Yuzpe法），可以用复方18－甲基炔诺酮短效避孕药替代，口服4片，12小时再重复1次；③米非司酮10mg或25 mg（非处方药有后定诺、弗乃尔、司米安等）一次顿服；

2）无保护性交后5天内：放置带铜IUD。

（2）注意事项 尽管紧急避孕方法简单，药品在商店中也有出售，但正确使用是非常重要的。因紧急避孕是，一次性给予大剂量的激素会产生很多副作用，所以在发生紧急情况后，应及时到医院在医生咨询指导下服用。

1）紧急避孕药的避孕效果仅75%左右，远低于常规避孕方法。还受到时间和条件的限制，且使用后仍有2%的失败率，因此，绝对不能作为常规避孕措施，只能偶尔使用。有不少人嫌常规避孕麻烦，经常在房事过后用紧急避孕药做补救，又感觉效果不错，所以频繁使用，这是很危险的。超量及频繁使用紧急避孕药可能会给身体带来损害，主要影响是导致内分泌紊乱，表现为月经紊乱、出血或点滴出血，经期延长，还会出现肠胃不适、精神烦躁、抑郁等。连续服用紧急避孕药对身体影响更大。

2）紧急避孕只能对本次无保护的性生活（即服药前72小时之内一次性生活）起补救作用，一个月经周期中只能用紧急避孕药1次，第2次服用不增加避孕效果，但会增加药物副作用的发生。所以，本周期服药后性生活时仍应采取其他可靠的避孕措施。所以应在医生咨询指导下进行。

3）紧急避孕失败而妊娠者，新生儿畸形发生率高，必须终止妊娠。

4）紧急避孕受到时间和条件的限制，因为要在医生指导下，在性生活后72小时内服用，超过72小时往往失败率较高。

144 意外妊娠的补救方法

（1）负压吸引术流产 发现意外妊娠后一定要及时到正规的医院终止妊娠。终止妊娠方法是知情选择的，要征得本人及家属的同意没，手术时要有人陪同。

1）术前指导

• 术前一周应避免性生活，术前洗澡，保持外阴清洁，准备好卫生巾。身体应处于健康状态，各种疾病的急性阶段不宜手术。

• 要由有经验的医生实施手术，避免不规范或粗暴的操作。

2）术后指导

• 术后需休息二周，使身体尽快恢复；1 个月内应禁止性生活；2 周内或有阴道出血应禁止盆浴，保持外阴清洁；如有出血多，腹痛明显，发热等异常情况应及时就诊。

• 避免多次人工流产，因为多次人工流产可以造成子宫损伤，再次妊娠时易发生习惯性流产或早产，还可以造成闭经，甚至失去生育能力；多次人工流产者子宫质脆，手术中易发生穿孔等严重危及生命的情况，多次人流还可以引起生殖系统炎症、子宫内膜异位等严重并发症，会导致不孕和严重的痛经。

• 初次妊娠人流应慎重。生活中有不少年轻夫妇在初次妊娠后，因患了感冒、风疹等病，或是因服了某些药物，就片面以为会导致胎儿发育不全而执意做人流手术；也有不少年轻女性有婚前性行为，妊娠后只好借助于人流手术。医生应提醒她们，初次妊娠的妇女其子宫颈较紧，易造成手术中的损伤和以后的宫腔粘连。对今后的怀孕、分娩潜在危险，如早产、前置胎盘、胎盘粘连、残留、大出血。特别是月经稀发、月经量少的未产妇更应慎重选择人工流产，以免发生继发性不孕。提醒新婚夫妇应尽早制定生育时间表，若无近期生育打算，应采用相应的避孕措施。一旦发现妊娠，切忌盲目流产。

• 人工流产是强行终止妊娠，不同于自然流产，会导致乳房乳腺肿块，诱发乳腺小叶增生、乳腺炎等。

• 提供节育知识，进行健康教育，指导落实避孕措施。

(2) **药物流产指导**　药物流产可以减少因手术带来的恐惧，所以为广大女性所接受。但其完全流产率约为90%，还有10%的比例为不全流产及失败。药物流产后出血时间长，易引发生殖道感染，且大量的流产药物对女性内分泌会产生影响，易引起月经紊乱等。鉴于药物流产存在的利弊，对采用者要给予下列指导：

1）药物流产适用于停经不超过49天、宫内孕、年龄在40岁以内者。因为药物流产应用的是一种孕激素的拮抗剂，对内分泌有一定的影响，所以，药物流产并非是流产的最佳选择。

2）服药前要进行咨询，排除患有内分泌、心血管系统疾病、异位妊娠或可疑异位妊娠，以及居住地远离医疗单位而不能及时得到随访等不适于药物流产的情况。

3）一定要到具备抢救条件的正规医院进行药物流产。切不可到非正规医院或私人诊所，更不能私自买药进行打胎。

4）依照服药常规，服药后在院内观察6个小时，最终确定是否完全流产，还需要进一步追踪观察。告知服药者在服药后的一周和二周分别要到医院接受检查。如突然发生大量阴道出血、持续腹痛或发热情况，均需及时急诊。

5）药物流产后，月经来潮前应禁止性交，月经净后应及时落实避孕措施。

第五节　孕前保健指导

145　孕前保健的意义

婚前保健时，医生要告知将要结婚的男女，准备怀孕前，一定先到医院做孕前保健，在医生的指导下，选择良好受孕时机，为孕育做好生理和心理准备，为顺利地度过孕期并生育健康宝宝打好基础。妇女妊娠如果孕前没有经过孕前保健，当知道可能妊娠并到医院确诊时，往往胚胎已经发育至少3周了，如果不注意在这期间可能出现对胎儿不利的这样或那样问题，这是医生在早孕门诊经常遇到的情况，有时为了孕妇或胎儿健康还不得不建议孕妇终止妊娠。实践证明如果接受了孕前保健的妇女，在妊娠期可以减少许多孕期危险因素和高危妊娠的发生。目前人们生殖健康地意识提高，孕前保健的需求增长，需求服务的人群在扩大，医务人员提供并做好孕前保健是非常有意义的。孕前保健分为孕前医学咨询、孕前保健指导和孕前医学检查。

146 孕前医学咨询

孕前医学咨询是指：有意愿妊娠的妇女或夫妇到医院寻求咨询，咨询医生应详细告知孕前应作哪些检查和注意事项。

(1) 咨询的方式 最佳的方式应该是一对一的咨询，这样可以更加有针对性解决问题。

多数情况是女方自己前来孕前保健，但孕育一个健康的后代远不是单方所能达到的，需要双方都处于良好状态时才能实现他们的愿望，所以，医生应该鼓励夫妇双方一同到医院与医生面对面交谈。也称夫妻咨询

有些人可能有隐私性，她们会独自前来，在咨询后要求保密，医生要尊重他们的要求。

(2) 咨询内容 多以求询者的需要决定，他们问题是围绕孕育一个健康的后代而提出的。问题一般有：了解他们任

何一方的某些疾病或某方家族的疾病，对后代的影响；担心自己是否能够妊娠；询问接触了某些不良或服药等情况时，是否能够妊娠；询问什么时候妊娠最合适等等。

147 孕前保健指导

医生主动地进行指导，这是孕前保健不可缺少的一个方面，医生要将生育保健的一些基本知识传递给他们，如受孕的原理、受孕的必备条件、计划受孕前的准备等等。主要的知识有：

(1) 受孕年龄 年龄因素可以影响妊娠，许多资料表明，女性最佳生育年龄是25～29岁，此间孕产妇及围产儿死亡率最低。女性年龄小于18岁或大于35岁是妊娠的危险因素，因为易发生孕期并发症或难产，特别是大于35岁的孕妇其胎儿发生染色体异常率增高。男性大于45岁也易出生染色体异常儿。所以选择适当生育年龄有利于生育健康。我国婚姻法规定结婚年龄，男方不得早于22岁，女方不得早于20岁，这是法定的最低年龄，并不是最佳生育年龄。从医学和社会学观点看来，最佳生育年龄一般都认为女性为25～29岁，男性为25～35岁。

(2) 心理及社会环境 夫妻双方共同建造和谐幸福的家庭，有利缓解精神紧张及疲劳，为孕育做好精神心理准备。视物质条件的允许，经济拮据时不适宜妊娠。总之保持良好心态，有足够的生活物质准备再妊娠，对胎儿的健康发育是至关重要的。

148 疾病与妊娠

双方身体健康，没有疾病，能够保证卵子、精子的质量，有利于孕育成功。如双方患病，尤其是女方，应积极治疗，等待痊愈后再孕。若属慢性病，不易治愈，可在医师治疗下，选择合适时机妊娠。以下是孕前应积极治疗的疾病。

（1）女方患慢性疾病如心脏病、糖尿病、甲状腺功能亢进、哮喘病、长期低热等，因妊娠会增加身体的负担，使病情加重。另外，在治疗期间，因药物有明显毒化反应或致畸，所以应当积极治疗，待疾病控制或不在服药期间再妊娠。

（2）有接触某些急性传染病史者，例如护理或接触风疹等病毒感染、病毒性肝炎、腮腺炎患者，都应进行检查，排除受染后再妊娠。

（3）传染性疾病、性传播疾病如淋病、梅毒、艾滋病及生殖道感染性疾病，因炎症可以扩展到生殖道，并危及胎儿，或引起宫内感染，导致胎儿出生缺陷、流产、死胎、发育迟缓。在传染期还有母婴传播的危险。所以患病期间不宜妊娠。艾滋病病毒阳性，要分析感染状况，告知妊娠的利害，由他们自己决定是否妊娠。

（4）女方患某种肿瘤如腹腔、盆腔、乳腺、甲状腺等部位良性肿瘤者应孕前治疗，以免孕期加重难于处理。

（5）其他腹腔疾病如亚急性、慢性经常发作的阑尾炎也应孕前治疗，以免孕期发作时用药、手术或麻醉而影响胎儿发育或发生流产。

（6）如有习惯性流产史，应进一步检查除去原因后再妊娠，每次流产后，应至少间隔半年以上，待子宫内膜完全恢复后再妊娠。

(7) 曾有不明原因死胎、死产、新生儿溶血，夫妇双方应测血型及Rh因子与免疫效价及抗人体球蛋白的试验，女方Rh阴性应查抗体基础水平。

149 不利妊娠的因素

(1) 服药 计划妊娠，最好不随意服药，如使用长效避孕药，最好停药6个月后再妊娠。许多年轻女性服用减肥药、保健品等，都应停服后再妊娠。要告知对象，某些抗癫痫药、激素和部分抗生素有致畸可能，还有些药物如利血平，马利兰等能抑制精子发生和发育。若妊娠，又感身体不适或患病治疗，应告之医生，以免误服伤害胎儿的药物。

还有某些药对预防胎儿畸形是有效果的，需要孕前预防服用。近年来国内外研究发现叶酸缺乏是神经管畸形发生的重要原因之一，证实从孕前1个月起至早孕3个月内连续每天规则口服叶酸0.4mg，可预防神经管畸形儿的出生，其有效预防率可达78%，因此，还应在孕前开始就注意改进膳食、增加叶酸的摄入量。准备妊娠即开始服，每日1片，至少应服到妊娠3个月。如在计划受孕前按照以上方法补充叶酸，不失为是一项简便易行、花费不多的优生措施。

(2) 环境 外界环境中的某些不利因素，会降低精子、卵子的质量，影响妊娠的进展、胎儿的发育。所以，在计划受孕前，应尽力排除，创造一种良好的受孕氛围。要告知对象，若准备妊娠，应至少半年内，保持良好的生活饮食习惯，不吸烟，不喝酒，因为烟酒能够影响生殖细胞的发育，还会给胎儿造成危害。避免接触有毒有害物质，尽可能不到人多而空气又不好的公众场合，减少电磁辐射（电脑、家电的电磁辐射对胎儿影响，目前尚无定论。）因为各种环境污染和生物污染，均会影响胎儿质量。不随意注射疫苗，特别是减毒活疫苗，如若刚不久注射完，则应3个月以后再妊娠。远离家庭动物性宠物，如狗、猫等，避免微生物传给孕妇危及胎儿。现在年轻女性多喜欢化妆，美容，长期使用含铅量较高的化妆品会使血铅含量增加，高血铅可导致孕妇流产率增加，对胎儿智力也有影响，因此高血铅时期最好不妊娠，待血铅正常后再妊娠。

其他：如身心极度疲劳、精神紧张、连续夜班、久病卧床、长途旅行、过频性生活等均不宜妊娠。

（3）选择最佳受孕期　根据每个人的不同情况，指导对象选择最适宜的妊娠时机，即最佳受孕期。是受到对象欢迎的。

1）首先告诉他们如何确定排卵期，可根据月经周期推算排卵时间。

2）排卵期前性生活不宜过频，以免影响精子质量。

3）受孕季节可根据各地区不同气候变化不同感受而定，舒适季节为好，此时双方精神体力充沛，心情愉快，可能减轻早孕反应。很多学者建议选择夏末秋初受孕，第二年春末夏初分娩较为理想。因为夏秋受孕的妇女生育脊柱裂、无脑儿畸形的机会明显低于冬春季受孕者。而且，早孕反应阶段正值秋季，已避开盛夏对食欲的影响，秋季蔬菜、瓜果供应齐全，容易调节食欲、增加营养。当进入易感风疹、流感等疾病的冬季时，妊娠已达中期，对胎儿器官发育的影响已减少，足月分娩时正是气候宜人的春末夏初，有利于新生儿适应外界环境，从而能良好地生长发育。

4）新婚期不适宜妊娠　新婚阶段，往往性生活过于频繁、不够和谐，男女双方体力上都比较疲乏，此时身体状况不佳，另外这一时期接触烟酒机会较多，会影响精子和卵子的质量。婚后随即受孕，常会影响孕妇的健康和胎儿的发育。所以，一般认为最好延缓到婚后3～6个月受孕比较适当。

5）准备妊娠的夫妇在孕前应每天进行运动，适当的身体锻炼有助于增加身体对外界病毒感染的防御能力，减少由于病毒感染可能引发的胎儿畸形。同时夫妻共同的运动有利于保持心情舒畅，调节情绪。

150　孕前医学检查

医师要将检查的目的、方法、可能的结果详细告之及解释。所有检查都应是在对象自愿选择的基础上进行。

（1）询问病史　除向对象了解一般情况外还应重点询问：目前与以往有无对妊娠有影响的疾病。月经史及生育史，特别注意有无流产、死胎、早产、死产及生育过先天性病残儿史。与遗传有关的家族史，注意家庭成员中有无遗传性疾病。如已病故要了解其死因，必要时绘制家系谱。

（2）全身检查

1）一般常规全身体检　包括：身高、体重，心肺听诊，肝脾触诊，是否有龋齿等。排除有无影响受孕的疾病。

2）男女生殖器官检查　在妇科检查中应进行白带常规、防癌涂片或TCT检查。男科检查时要重点注意有无重度精索静脉曲张及前列腺炎等。

3）有基础性疾病的进行原疾病检查

(3) 化验检查

1）血尿常规、肝功能、乙型肝炎病毒（5 项）丙型肝炎病毒等。自愿或因病史需要再做艾滋病、梅毒等检查。

2）家中养宠物猫的应进行弓形虫检查，经常化妆美容的进行血铅检查。

3）必要时还可进行精液检查。

4）根据情况进行血糖、血脂、肾功等检查。

(4) 辅助检查

1）超声波检查　妇科 B 超：注意子宫大小、内膜厚度、卵巢及排卵情况。

2）心脏有杂音的应进行心脏彩色超声检查，肝功有问题应进行肝脾超声检查等。

3）心电图　从未做过心电图检查者孕前要做此项检查。因妊娠后有些孕妇由于心脏负担增加出现心电图异常，如孕前没有心电图检查记录，很难判断是因妊娠引起，还是既往心脏有问题

4）乳腺检查　可作为常规检查，有问题进一步做红外线或彩超检查，如必须进行钼靶检查的应注意检查者的月经周期，向检查者说明不要在本月妊娠。